骨再生に強くなる本

著者：柴原清隆

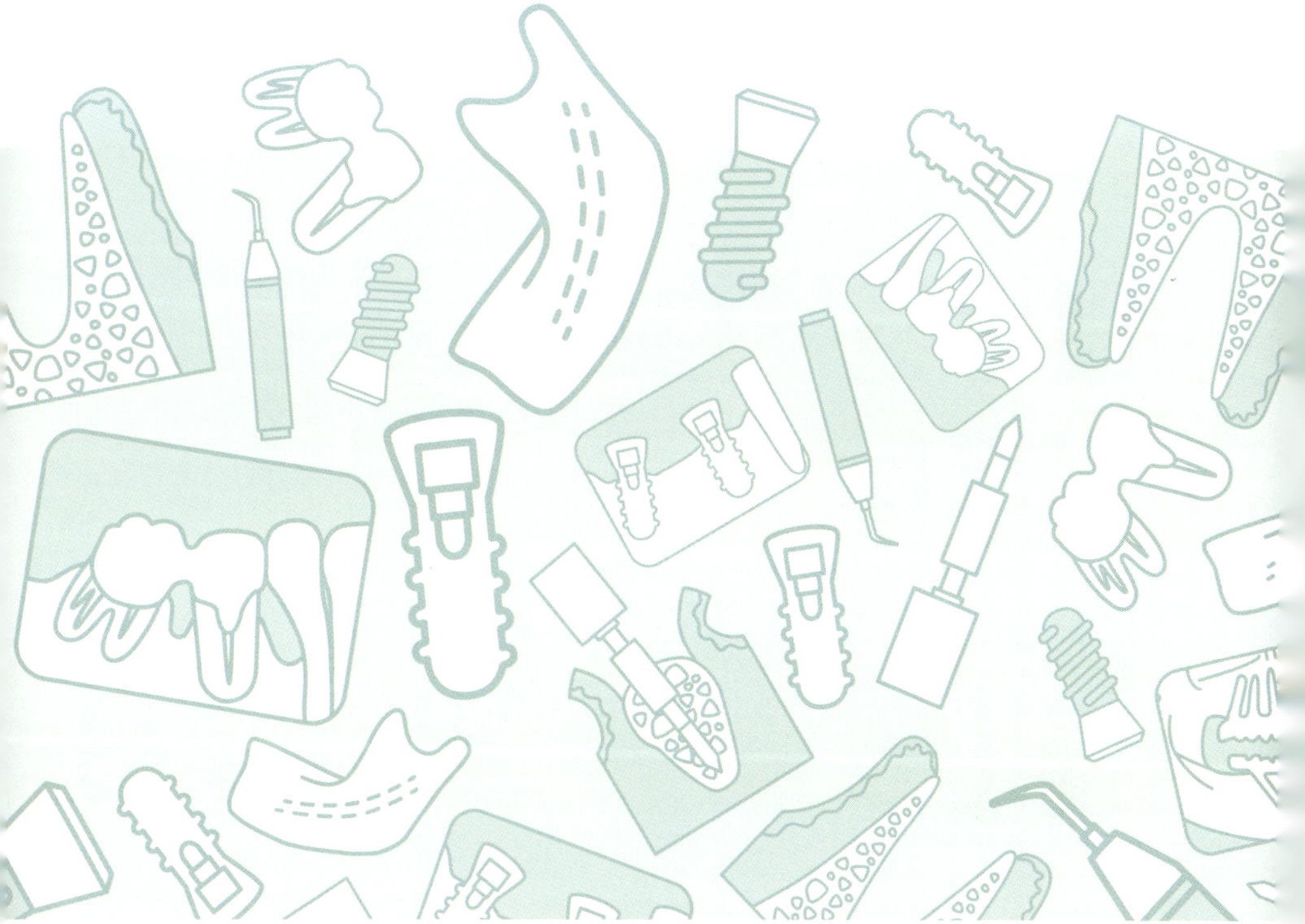

クインテッセンス出版株式会社　2019

QUINTESSENCE PUBLISHING

Berlin, Barcelona, Chicago, Istanbul, London, Milan, Moscow, New Delhi, Paris, Prague, São Paulo, Seoul, Singapore, Tokyo, Warsaw

はじめに

「歯周病原性菌はなぜ骨吸収を起こすのか」「インプラントはなぜ骨と結合するのか」と言った疑問は歯科臨床にたずさわっていると、日常茶飯事に思い出されます。そして、それらの機序は学生時代に学んでいます。しかし、卒業後、数年経ち、日々の臨床の忙しさの中で自然と忘れてしまい、ある日、患者さんから突然聞かれて、はたと気づきます。そして、それらの問いに答えるには基礎医学まで紐解かなくてはならず、書庫から専門書を引っ張り出して読み始めたものの結局、よくわからず仕舞いということはよくある話です。

オーラルフレイルという言葉に代表されるように老化による口腔機能の低下は、このたび保険診療に収載されたようにホットなトピックスです。超高齢化社会を迎え寝たきりにならないためにも体幹部の骨強度は大切な要素です。また、その人間の身体のうち、口腔という非常に特殊な環境の中で、これまた非常に特殊な機能を持つ「骨」という組織に対してわれわれ歯科医師はややもすれば、歯だけを診がちで「骨」をないがしろにしている感が否めません。

われわれが日々の臨床の中で中心と考えているのはもちろん歯なのですが、それを支えているのは骨であり、また歯がなくなったあとのデンタルインプラントも骨が再生するからこそできる治療です。ですから歯科医師のみならず、歯科衛生士、歯科技工士、歯科助手など、すべての歯科医療関係者が骨について知っておくべきなのでは、と筆者は思っています。

その意味で、本書の目的は「骨」への理解を深めることですが、骨芽細胞、破骨細胞、サイトカイン、転写因子など、聞いただけで学生時代を思い出させるこれらの難解な用語を読者であるすべての歯科医療関係者に基礎歯学の解説だけで終わらせるのではなく、わかりやすく、またすんなりと理解してもらうために導き出したキーワードは「擬人化」でした。

巷には鉄道、刀剣、しまいには軍艦まで擬人化されたマンガやアニメがあり、それらは性質をうまくキャラクター化して、われわれの頭の中で生き生きと動き出します。難解な骨の代謝の仕組みもさまざまな細胞を擬人化してその動きを物語としてまとめて解説すれば、いっそうわかりやすくなると考えました。さらに、物語の舞台には実際の臨床の中での出来事としての問題発見・解決を取り上げていかなければ臨場感が出ないと考えました。

筆者にとって、かつてない挑戦が始まりました。本書では架空ではあるものの現実にありそうな歯科医院を舞台に、実際にいそうな院長先生、副院長、そして勤務医が骨の再生についてディスカッションを行い、そこに現れた骨の吸収と再生をつかさどるさまざまな細胞達が大活躍します。骨を語るうえで必要な共通言語を臨床の場で出てくるオッセオインテグレーション、GBRという用語と結びつけその理論と背景が把握できるように考えました。とは言うものの、肩肘張らずに軽い気持ちで読んでいただき、そのうえで骨の再生についての理解を深めていただければ筆者冥利に尽きます。さあ、骨を舞台にした痛快活劇をお楽しみください。

柴原清隆

２０１９年４月

Contents

目次

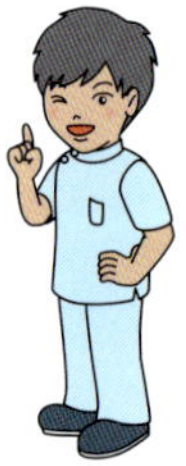

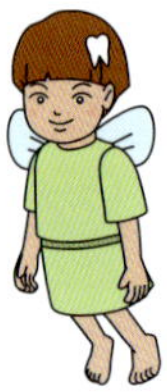

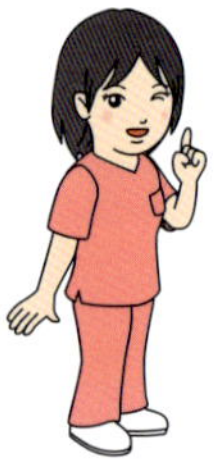

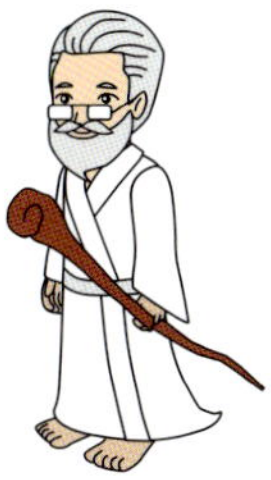

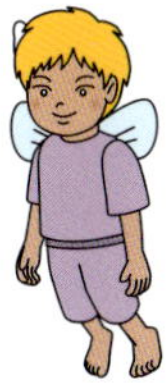

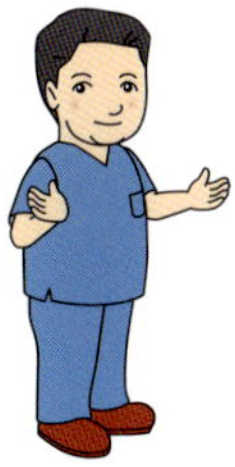

装丁：サン美術印刷株式会社
イラスト：飛田　敏／満田　享／山川宗夫

登場人物紹介

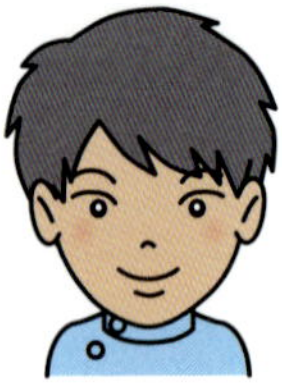

サトウ タカシ先生

天満グー歯科医院の勤務医。後期研修医を修了したばかり。再生医療に関心があるが、専門書を読むとなぜか居眠りをしてしまう。自分が担当した患者さんが歯周病から抜歯となったため、タナカ院長、ホネ仙人たちの指導によって、骨再生への理解を深め、インプラント治療に臨む。

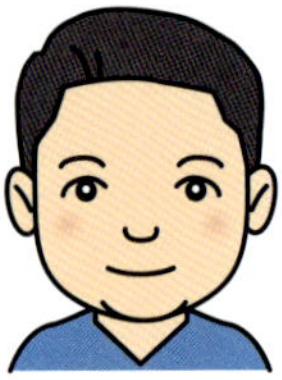

タナカ キヨシ院長

天満グー歯科医院の院長。歯科大学に15年在籍し、再生医療、とくに骨代謝を研究していた元准教授。専門は口腔外科とインプラント治療。サトウ先生、ウエダ先生の良き指導者。

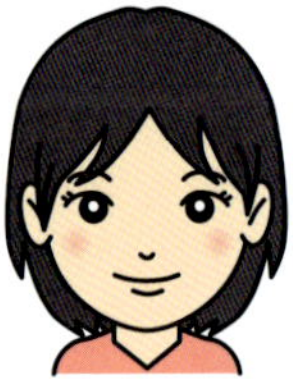

ウエダ エリカ先生

天満グー歯科医院の副院長。ペリオ治療の腕前はタナカ院長も認める歯周病専門医。スウェーデンに留学していた。基礎医学が苦手。学生時代は野球部のマネージャーで、サトウ先生にも千本ノックのような絶え間ない質問を浴びせる。

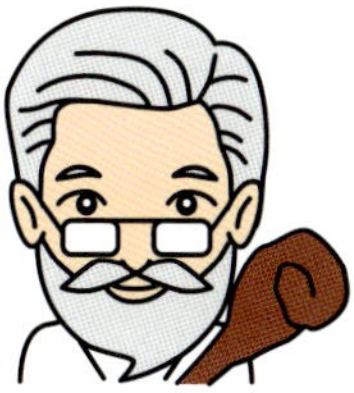

ホネ仙人

骨に関する解剖学・組織学・生化学・生理学のすべてに通じている。生前は骨の研究の大家であり、某帝国大学の総長を務めていた。「ホネ仙人大先生」と呼ばないとすぐに怒る。

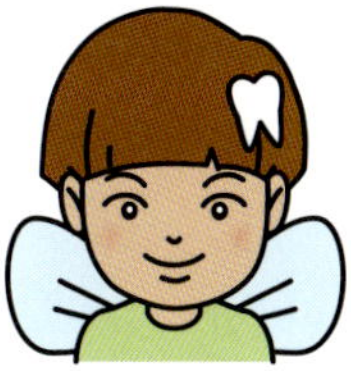

がーくん

骨芽細胞の妖精。ホネ仙人の弟子。やさしい性格。サトウ先生が困っていると、はーくんとコンビを組んで現れ、助言をしてくれる。

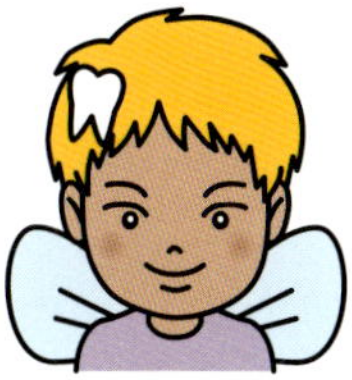

はーくん

破骨細胞の妖精。ホネ仙人の弟子。いたずらっ子。サトウ先生が困っていると、がーくんとコンビを組んで現れ、サトウ先生をからかう。

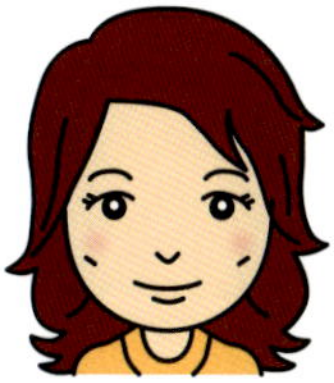

ヤマダさん

サトウ先生の担当患者さん。歯周病で来院したが、重篤化し抜歯となったため、インプラント治療を受けることに。

第1章

骨はどのようにして誕生するのか?

①ホネ仙人登場！

ある日の昼下がり。天満グー歯科医院勤務のサトウ先生は寸暇を惜しんで勉強中のようですが、ついウトウトと、その時、読んでいる本の中から不思議な人物が・・・。

歯槽骨は顎骨内で・・・。ZZZ・・・。

こらこら。起きんか！

ZZZ・・・。ん？　わっ！

まったくよく寝ておったのぉ。

あ、あなたは？

おぬしはタナカ院長のところの勤務医であろう。わしはホネ仙人じゃ。骨のことを勉強しておるのじゃろ？　わしは骨のことは誰よりも詳しいぞ。

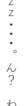

ホネ仙人？

どれ、おぬしにけいこをつけてやろうかの。何が知りたいのじゃ？

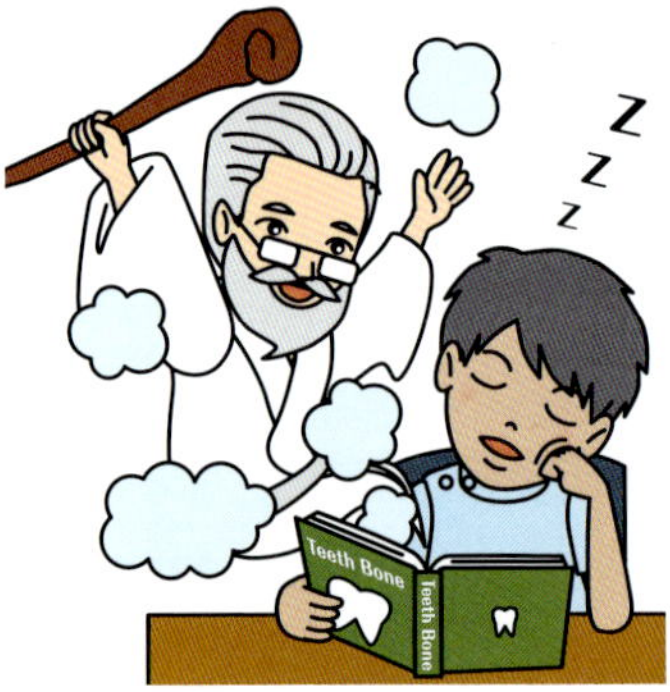

◆**歯槽突起**
顎骨の内で歯が収まっている部分。

歯槽骨について調べていたんですが、僕は学生時代には出来が悪くて・・・。解剖の教科書を読んでいたら寝ちゃいました。

そうか、確かにそう見えるのう。うむ。では簡単な問題を出そう。顎の骨はどのように分かれておるかな？

上顎骨と下顎骨ですね。

そうじゃ。上顎骨は頭蓋顔面骨全体と結合しているが、下顎骨は顎関節を軸としていろんな筋肉でつり下がっている状態じゃな。下顎を例にとってみるとな、このように歯槽突起と基底骨に分けられる（図1－1）。歯がなくなると先に歯槽突起の骨が吸収していくんじゃ。わかるかな？

基底骨の部分まで吸収するんですね。

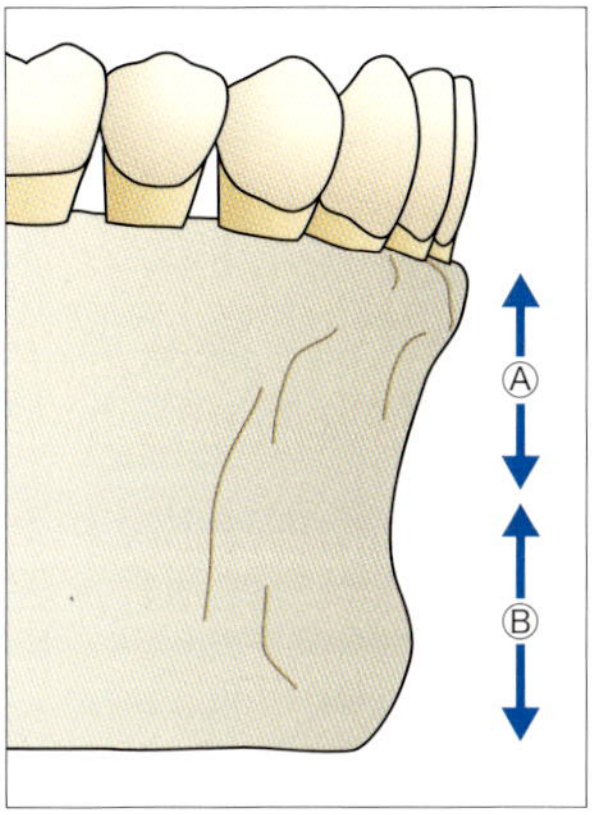

図1-1　歯槽突起と基底骨。Ⓐ：歯槽突起（歯槽骨）、Ⓑ：基底骨。

そうじゃ。高齢の患者さんは基底骨だけが残っておるから義歯が安定しないんじゃ。

逆に考えると歯があることで、顎の骨は吸収しないんですね。

ほぉ、いいところに目をつけたのぉ。少しは見込みがありそうじゃの。ヒトが咀嚼をすることによって、刺激が歯から歯根、そして歯槽突起に伝わるので骨は形態を維持できるんじゃよ。

面白いですね。なぜなんでしょう？

歯槽骨はうす～ぃ層板からなる固有歯槽骨と、これを支える支持歯槽骨で構成されておる。固有歯槽骨はシャーピー線維を埋入している線維束骨、間質の層板骨、そしてハバース系のオステオン（骨単位）からなってお

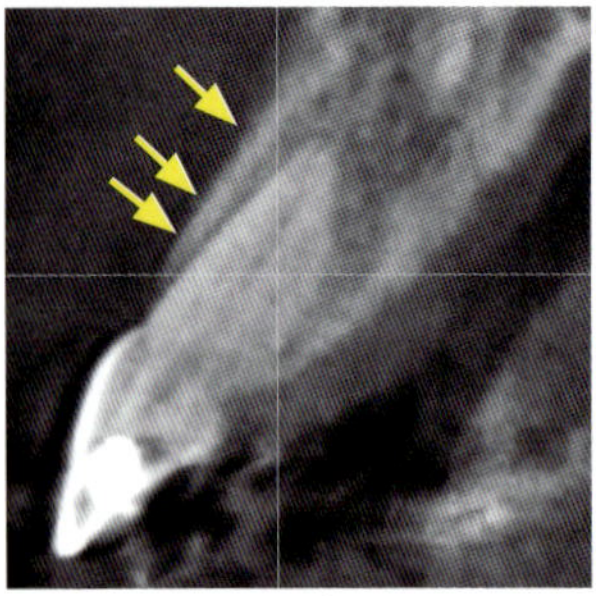

図1-2　線維束骨（筆者の上顎中切歯の画像）。

◆固有歯槽骨
歯槽突起と概ね同義である。下顎骨は土台である基底骨と歯を入れる部分の固有歯槽骨とに分けることができる。

◆線維束骨
歯根膜にくっ付いている厚さ1ミリ以下の骨で線維が入り込んでいる。ここが吸収しているかどうかが重要である。

◆オステオン（骨単位）
骨を構成する1つひとつの組のこと。

る。線維束骨（図1－2）とは、ほれ、ほれ、よくインプラントの研究会とかで講師がエラそうに「バンドルボーン、バンドルボーン」と言っておるじゃろ？ そのことじゃよ。この線維束骨は力が負荷されてないとすぐに吸収してしまうので、前歯部のインプラント埋入を考える時は大事な骨なんじゃ。

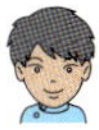

エラそうにって・・・。でも、ホネ仙人は臨床にも強いんですね！ すごい！ すごい！

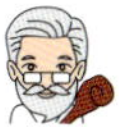

当たり前じゃ。わしはオールマイティなんじゃ。それから、「ホネ仙人」などとは呼ばず、「ホネ仙人大先生」と言いなさい。どれ、わしの持ってきたこのデンタルエックス線写真を見てごらん。固有歯槽骨はこの部分（図1－3）じゃが。この白線を何と言う？

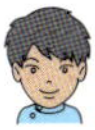

歯槽硬線ですね。

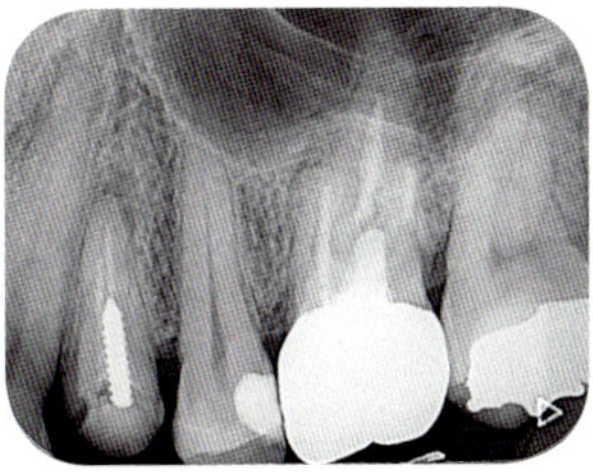

図1-3　固有歯槽骨（筆者の上顎臼歯部の画像）。

◆**バンドルボーン**
線維束骨（前出参照）のこと。前歯部のインプラント治療時には非常に重要な部分となる。

そうじゃ。歯を入れている楕円のような骨が接線効果によって厚く、白く、写るんじゃ。咬合性外傷などが加わるとじゃな、歯槽骨が吸収して、この歯槽硬線が不明瞭になって歯根膜腔が拡大するのじゃ。これは根尖病変の診断の重要ポイントじゃぞ。

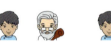

わかりました！

さて、次に支持歯槽骨じゃが、支持歯槽骨は皮質骨と海綿骨からなるのは知っておるな。

はい。皮質骨は「硬い」、海綿骨は「粗」と習いました。

皮質骨はラメラという層板構造からなっておる。それぞれに多くのラクナという骨小腔とそれに連続する骨細管が存在しとるんじゃ。骨小腔は大事な器官だからよく覚えておくんじゃぞ。

わかりました！　ところで、ホネ仙人大先生、骨はどのようにできるのですか？　確か学生時代に骨芽細胞と破骨細胞がどうのこうのということは習った記憶があるんですが・・・。

そのとおりじゃが。

それぞれどんな働きをするんでしたっけ？　骨芽細胞が骨を作って、破骨細胞がそれを壊すということは知っているんですが。

◆支持歯槽骨
基底骨と概ね同義である。歯を支える固有歯槽骨を支える部分と考えることができる。

◆皮質骨と海綿骨
外側の硬い部分が皮質骨であり、その内側の粗な部分が海綿骨である。

やれ、やれ、少しは見込みがありそうだと思ったら・・・。うむ。それでは本人たちに聞いてみるが良い。

本人たち？

出でよ！　がーくん！　はーくん！

②今度は妖精が現れた！

今、せっかく気持ち良く寝てたのに、突然呼び出すんじゃねーよ！　ホネ仙人。

コラーッ！　言葉使いには気をつけろといつも言うておるじゃろうが！

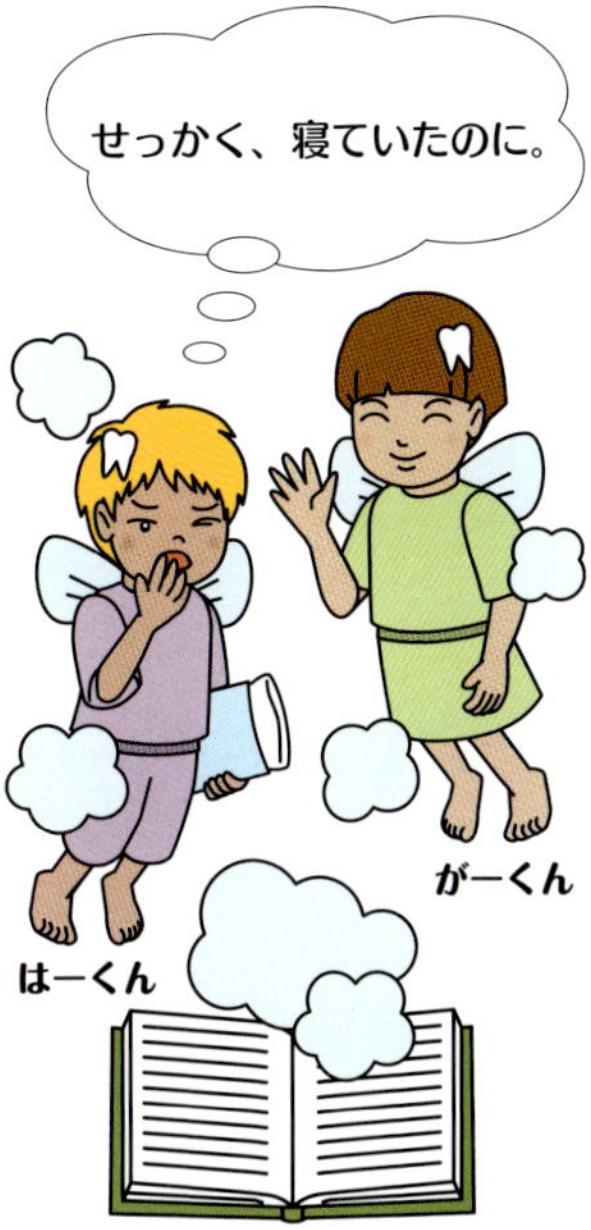
せっかく、寝ていたのに。
がーくん
はーくん

◆**骨小腔**
骨の細胞が入っている空間のこと。組織学的には細胞がいる（あるいはいた）部分と考えられる。

ホ、ホネ仙人、この子らは？

コラーッ！「ホネ仙人大先生」じゃ！ まったく最近の若い者ときたら、言葉使いがなっておらん！ 彼らは、骨芽細胞の妖精、がーくんと破骨細胞の妖精、はーくんじゃ。

ところで、ホネ仙人大先生、ボクらに何のご用ですか？

うむ。こやつが骨について勉強中でな。おぬしらちょいと教えてやりなさい。

はじめまして、僕はこの天満グー歯科医院に勤めているサトウと言います。よろしくお願いします！

おぅ！ オレは全知全能の神、はーくん様だ！

ボクは骨を作らせたらお手のもの、がーくんだよ。

で何が知りたいんだ？

骨芽細胞と破骨細胞が何なのかを知りたいのです。

話が長くなるけどいいか？

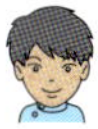
今日はもう診療がないから大丈夫だよ。メタボのタナカ院長もダイエットしにジムに行ってしまったし。

③骨芽細胞と破骨細胞の関係は？

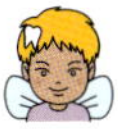
じゃーっ、まずはオレ達の働きの前に、どうやって生まれてくるかを説明してやる。

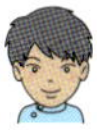
お願いします。

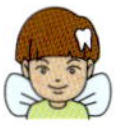
まずはボク、骨芽細胞。発生学で身体を形作る細胞は「外胚葉」「中胚葉」「内胚葉」由来でできるというのは習ったね。

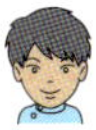
はい。覚えています。骨の組織は中胚葉のうちの間葉組織由来なんだよね。

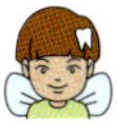
よく知ってるね。いろんな組織になる細胞のことを幹細胞と呼ぶんだけど、ボクはその中の間葉系幹細胞から生まれるんだ。

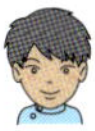
確か間葉系幹細胞はいろんな組織になるんだよね。じゃあ、どうやってがーくんに成長するの？

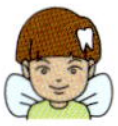
とても良い質問だね。ここでボク達の成長に共通の2つのキーワードを教えてあげる。それは養分と鍵。

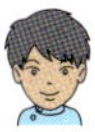
養分と鍵？

◆外胚葉・中胚葉・内胚葉
生物が発生して成長していく過程において将来的にどのような器官になるかについての部位別・種類別の分類。

たとえば、外胚葉は主に外側の器官である表皮や口腔の組織になっていく。

そう。養分は「サイトカイン」、鍵は「転写因子」のことなんだけど、どっちもタンパク質から成り立っているので、わかりにくいからこう分けているんだ。

なるほど。

で、たくさんある間葉系幹細胞の中にBMPという養分とRunx2という鍵があればボク、つまり骨芽細胞に成長するんだ。そうそうこの絵（図1-4）を見てね。

養分と鍵。わかりやすいね。

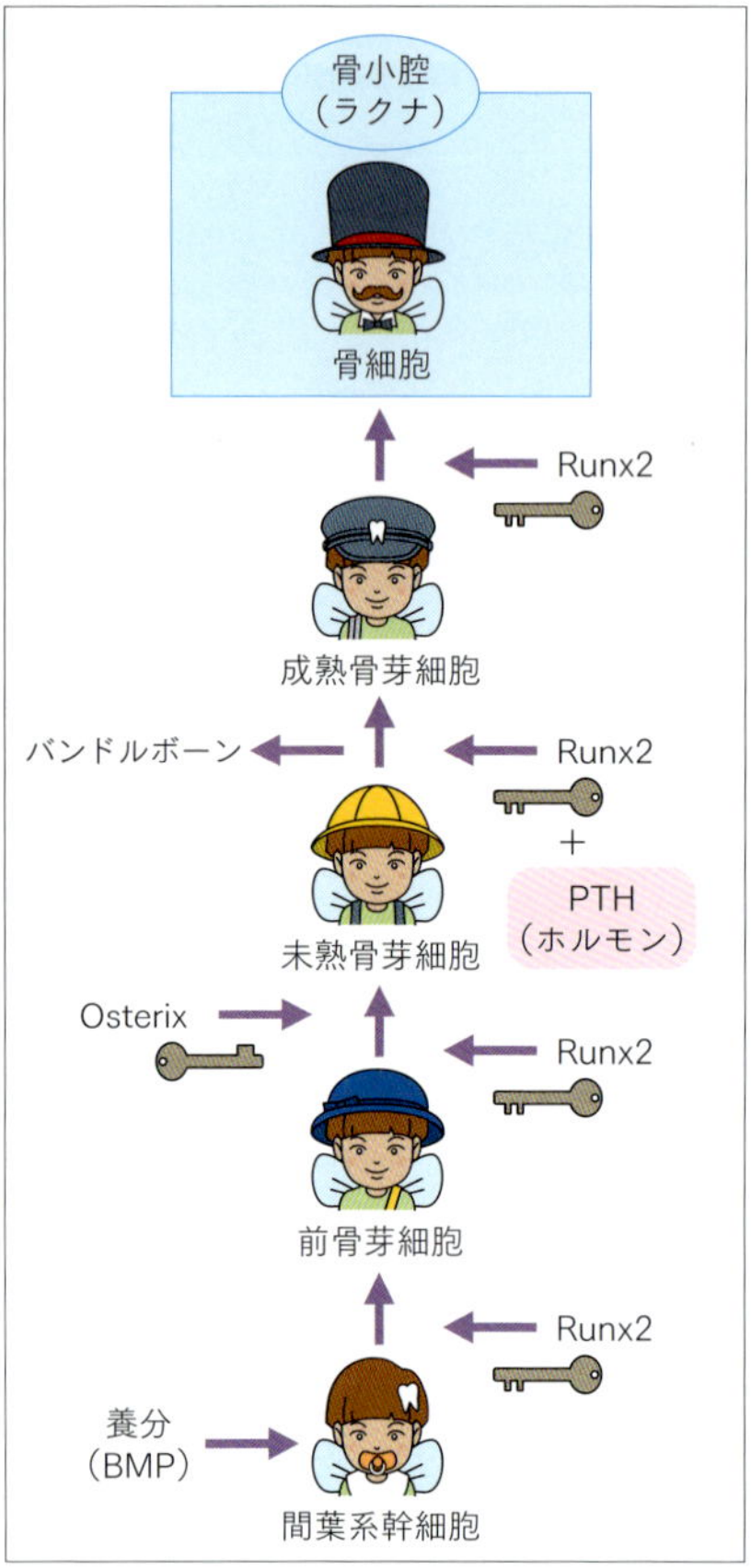

図1-4　がーくん（骨芽細胞）の分化。

◆サイトカイン
細胞から出るタンパク質であるが、生体の反応に重要なシグナルを出す。

◆転写因子
細胞の行動のスイッチ（遺伝子）をオン／オフする。

◆BMP
Bone Morphogenetic Protein（骨形成タンパク質）のことで、骨形成のスイッチをオン／オフするために重要な役割を果たす。
現在、その働きは骨関連だけではなく生体の維持に必須であることがわかってきている。

◆Runx2
Runt-related transcription factor2の略。
骨芽細胞の分化を制御するマスターキー遺伝子。「ランクスツー」と読む。

具体的には間葉系幹細胞から骨芽細胞への分化と言うんだけど、間葉系幹細胞にRunx2という鍵があれば前骨芽細胞に成長する（分化する）。そこにまたRunx2という鍵とOsterixというもう1つの鍵があれば、未熟な骨芽細胞に分化するんだ。またまたそこにPTHというホルモンがある環境にRunx2という鍵があればボクみたいな成熟した骨芽細胞になる。

Runx2ばっかりだね。

そう！　まさに今言ってくれたようにRunx2はボクの成長には欠かせない鍵なんだ。逆に言うと間葉系幹細胞からボクが生まれるためのマスターキーと言えるね。で、この鍵（転写因子）はマスターキー遺伝子とも呼ばれる。そのままだね。

わかりやすい！

さっき、ホネ仙人大先生と「バンドルボーン、バンドルボーン」と言ってたよね。

聞いてたの？

未熟な骨芽細胞から成熟した骨芽細胞に分化する時に、そのバンドルボーンができるんだ。

◆Osterix
骨芽細胞の分化に関して重要な働きをする転写因子。

◆PTH
Parathyroid Hormoneの略。副甲状腺ホルモン。骨代謝に関して非常に重要な因子となる。

へぇ〜っ！　勉強になる。

ボクのような成熟した骨芽細胞にマスターキーのＲｕｎｘ２が働いて骨小腔の中に入ると骨細胞になるんだ。

と言うことは、がーくんが成長しやすいようにするには、そのＲｕｎｘ２という鍵を使えばいいんだね。

そういうことになるね。

じゃあ、次はオレだな。骨のデザイナーとも呼ばれるオレ様、破骨細胞だ。

お願いします。

がーくんは間葉系幹細胞から分化したよな。オレは造血幹細胞から生まれるんだ。

え！　同じ骨の細胞なのに由来が違うんだ！

面白いだろう？　でもオレもがーくんと一緒で養分と鍵が必要だ。この絵を見てくれ（図１-５）。Ｍ-ＣＳＦという養分があって、ＲＡＮＫＬという鍵があれば造血幹細胞が破骨細胞に成長（分化）するんだ。

で、そのＭ-ＣＳＦという養分は誰がくれるんだっけ？

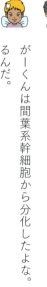

◆Ｍ-ＣＳＦ
単球・マクロファージ系細胞の増殖と分化を促進するサイトカインであるが、破骨細胞にも関係する。

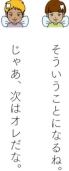

そう。M-CSFはがーくん、骨芽細胞が産生するんだ。いつもありがとな。

だから、はーくんはエラそうにしてるけど、ボクには逆らえないんだ。

この2つの細胞の作用をカップリングと呼ぶのじゃが聞いたことぐらいはあるじゃろ？

確かに習った。なるほどね。

カップリングについてはあとで詳しく解説して進ぜよう。

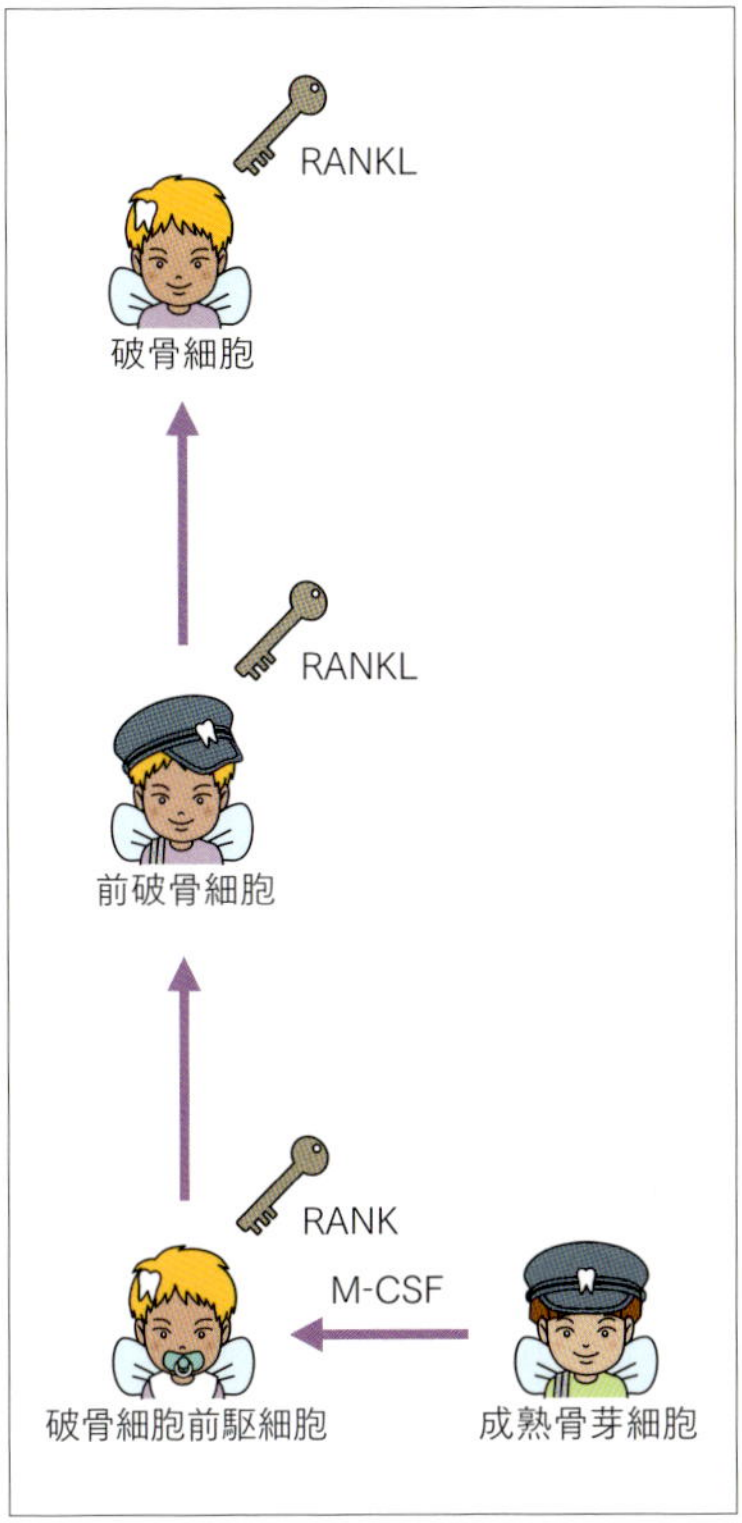

図1-5　はーくん（破骨細胞）の分化。

◆**RANK**
Receptor Activator of NF-κ（Kappa）Bの略。RANKLと組んで破骨細胞の分化に関して重要な働きをする因子。

じゃあ、なぜ、はーくんが骨を壊すのかを知りたいな。

それはだな。

まぁ待て、待て。そう急ぐでない。実際の症例を見ながら説明したほうがわかりやすいじゃろ。そうじゃな、これから、「なぜ歯周病で骨が溶けるのか?」そして「骨はどうやって再生させるのか?」をテーマに考えていくのはどうじゃ?

それはわかりやすいですね。ぜひお願いします。

よーし、やろう!

それでは、サトウよ、今後のこともあるので、おぬしにはわしやがーくん、はーくんの姿が見えるように魔法をかけておこうかの。ホホイのホイ!

困ったことがあったら、助けてあげるよ。

助けてやるよ。

では、さらばじゃ、精進せいよ!

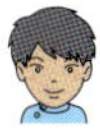

いったい今の人たちは何だったんだ？　いや、人じゃないか。仙人とか妖精とか言っていたな。でも、何だかヤル気が出てきたぞ！

サトウ先生、眠気が消えて、やる気が出てきたようです。ホネ仙人、がーくん、はーくんの力を借りて、骨の誕生の秘密を探し出すことができるでしょうか？　また歯周病で骨が溶けていく原因と骨の再生の方法を突き止めることができるでしょうか？　第2章からは、いよいよ臨床編が始まります。

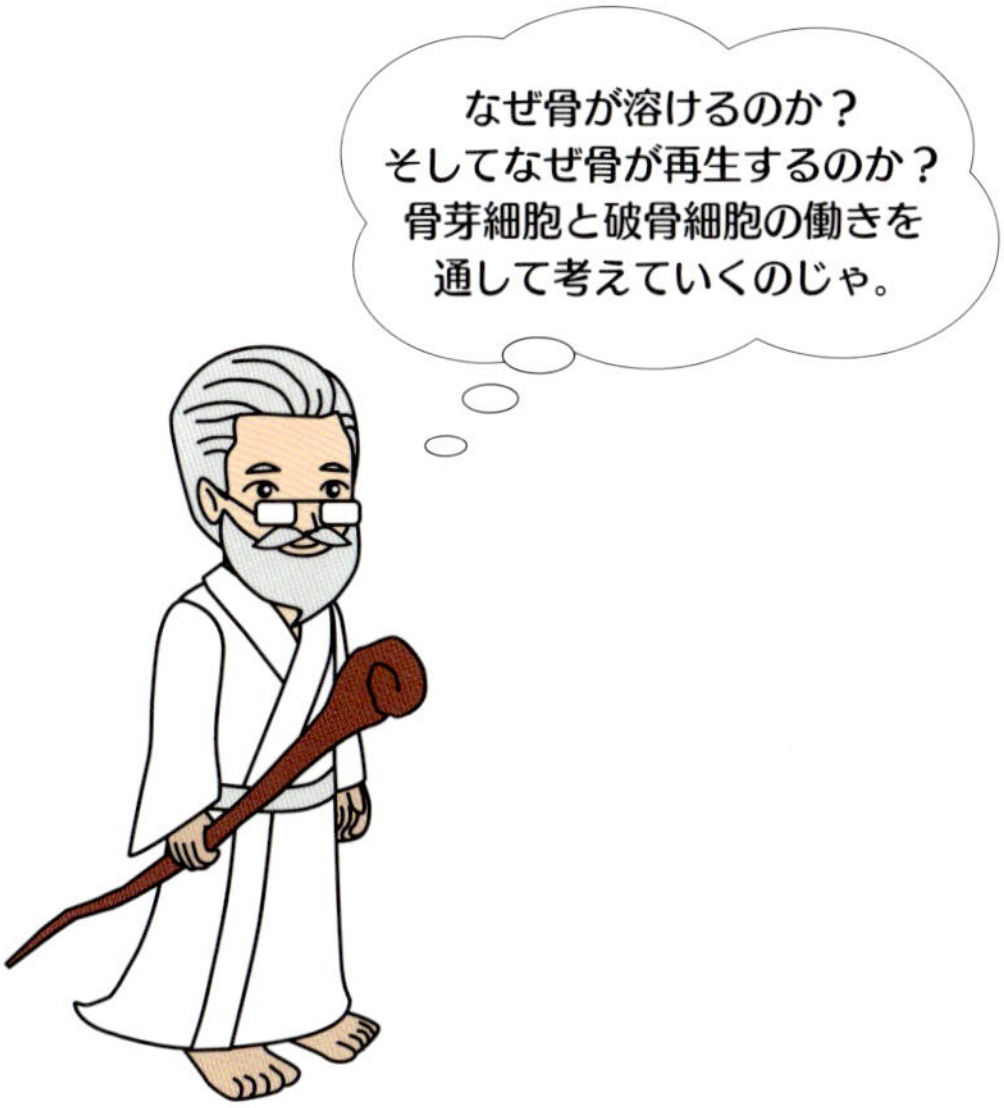
なぜ骨が溶けるのか？
そしてなぜ骨が再生するのか？
骨芽細胞と破骨細胞の働きを
通して考えていくのじゃ。

ホネ仙人のコラム1　iPS細胞とは？

いきなりではあるがおぬしたち、iPS細胞を知っておるか？

知りません！

ヤレヤレ。おぬしらにとても関係のある細胞じゃ。がーくんも、はーくんも成長すると役割は決まっておるじゃろ？

そうですね。ボクたちは骨を作ったり、壊したりする仕事をしてます。

そうじゃ。では成長する前のおぬしらは？

まだ仕事が決まっていないから、何でもできるな。脂肪や筋肉を作ったり・・・。

そうじゃ。その状態を万能細胞というのじゃ。では成長したおぬしらがその細胞に戻るには？

ん？　「赤ちゃんになれ」と言うのですか？　無理でしょ？

そうじゃ。おぬしら成熟した細胞に「赤ちゃんになれ！」と言うのは、今までは到底無理じゃった。それを可能にすることを発見したのが山中伸弥

◆**成熟細胞の初期化**
細胞は分化が進むにつれてその機能が決まってくるが、4つの因子を導入することでいわゆる分化がリセットされること。
成人が赤ちゃんに戻って新しい人生を歩むことに例えられる。

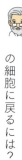

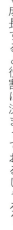

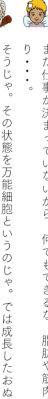

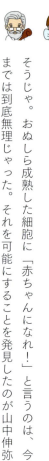

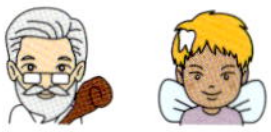

博士じゃ。「赤ちゃんになれ！」と細胞に命令するのを「成熟細胞の初期化」と言い、それにより細胞がいろいろなことをできるようになることを「多能性を持つ（図A）」と言うんじゃ。山中博士はその業績で2012年にノーベル生理学・医学賞を受賞したんじゃよ。

でも仙人、どうやって赤ちゃんになるんだよ？

ホネ仙人大先生じゃ。おぬしらが成長するためには鍵と鍵穴が必要じゃろ。山中博士は細胞に差し込むと赤ちゃんになる「4つの鍵」を発見したんじゃ。これを「山中ファクター」と言う。この鍵を成長したおぬしらみたいな細胞に差し込むと赤ちゃんに戻って、いろんなことができるようになる（「成熟細胞の初期化」↓「多能性を持つ」・図A参照）。そして、こ

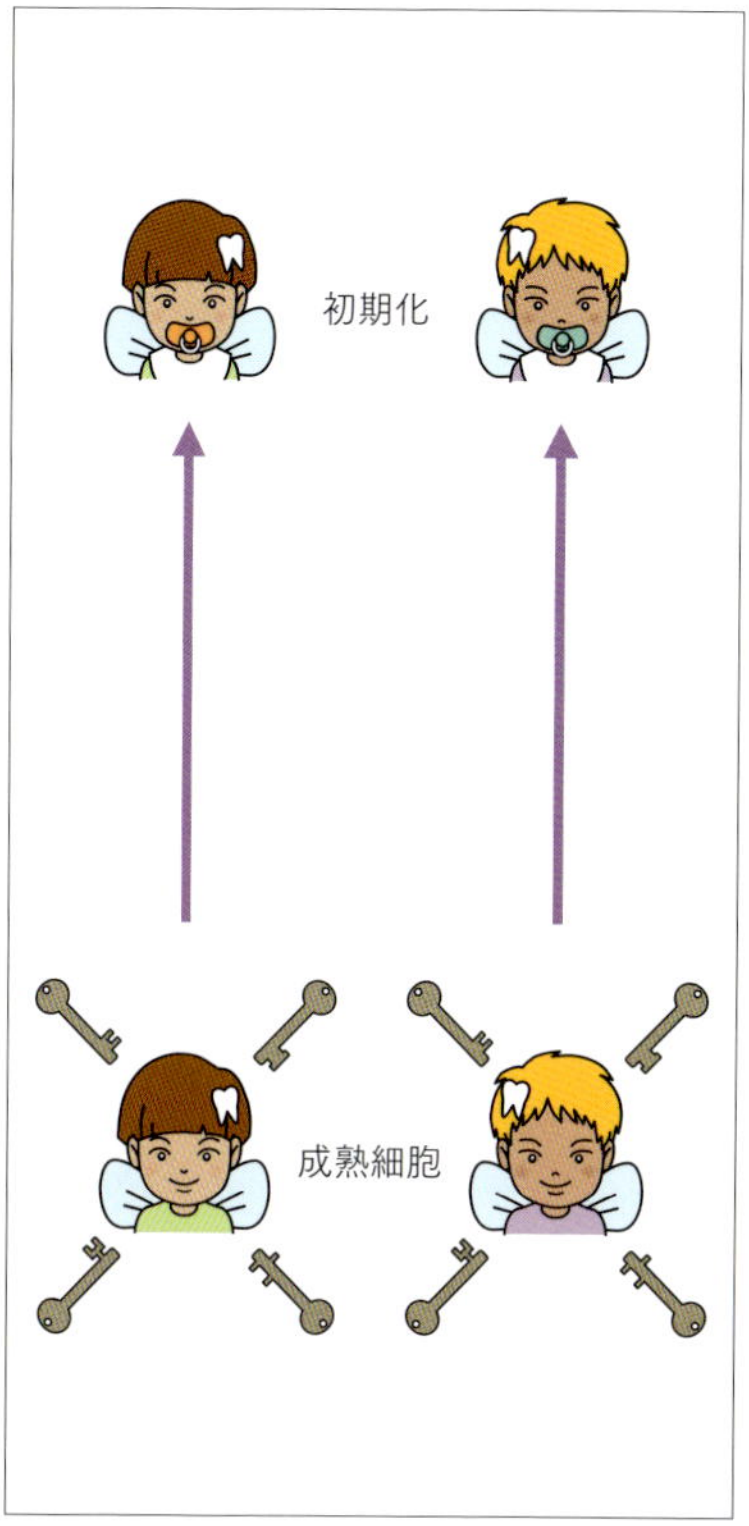

図A　4つの鍵。

4つの鍵
Yamanaka factorと呼ばれるOct3/4、Sox2、c-Myc、Klf4という4つの因子。これらを導入することで多能性を持つ細胞になる。

ホネ仙人のコラム1　iPS細胞とは？

の細胞を「iPS細胞」と言うんじゃ。今ではこの4つの鍵は3つでいいとか、何とかで世界中の研究者が争うようにこの細胞の研究を行っておる。京都大学の研究所が有名じゃな。実はわしも生前は同じような細胞の研究をしていたのじゃ。

へぇ～。生きてる時はすごかったんだ！

コラーッ！　今でもすごいんじゃ！

がーくん、はーくんに4つの鍵を差し込むと、赤ちゃん（iPS細胞）に戻ります。これを「成熟細胞の初期化」と言います。そして初期化された細胞はいろいろなことができるようになる「多能性を持つ」ことになります。

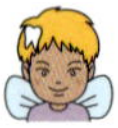

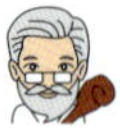

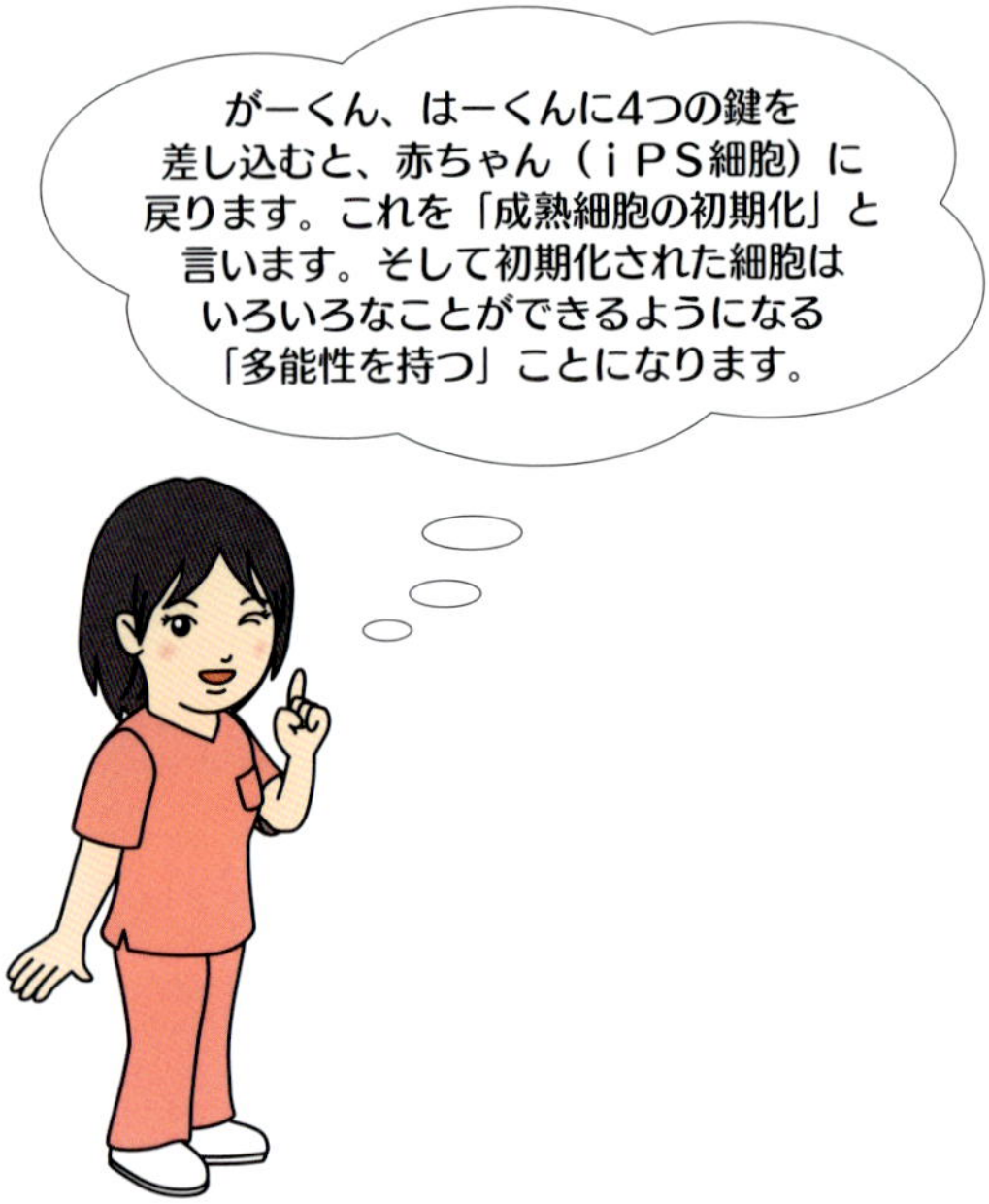

第2章

歯周病で骨が溶けるのはなぜ？

①天満グー歯科医院診療室にて

ヤマダさん。今日はどうされましたか？

右の下の歯がぐらぐらしてよく噛めないのです。

それは大変でしたね。お口の中を拝見してみます。あー、これはおそらくは歯周病ですね。診断のためにエックス線写真を撮らせてください。

（エックス線写真撮影後）ヤマダさん、このエックス線写真をご覧ください（図2－1）。もともと、ヤマダさんのこの歯の土台となる部分はここまで骨があったのですが（図2－1中点線）、今はここまで骨が溶けてしまっています（図2－1中矢印）。

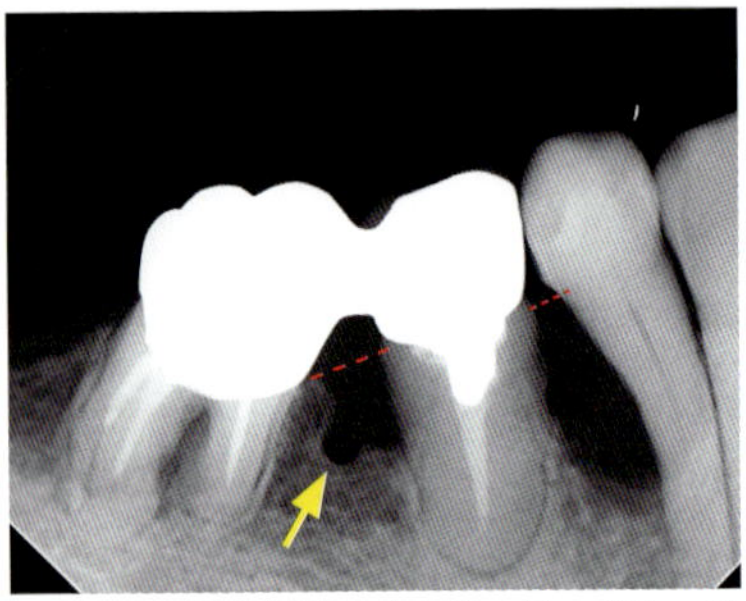

図2-1　下顎右側第一小臼歯。骨の著しい吸収が認められる。

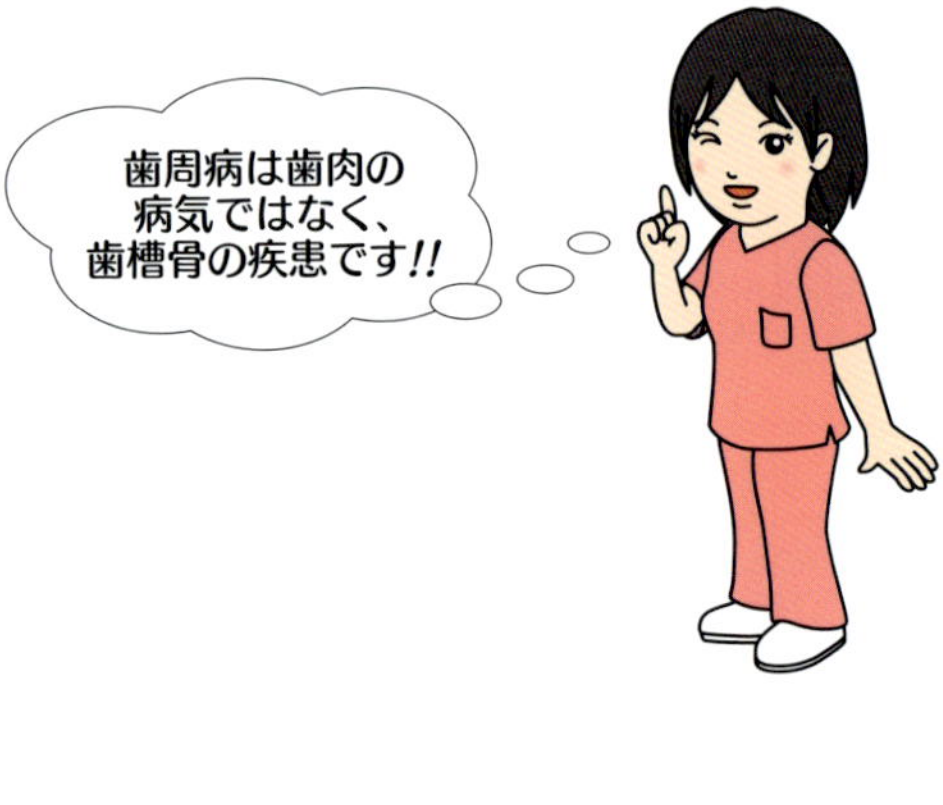
歯周病は歯肉の
病気ではなく、
歯槽骨の疾患です!!

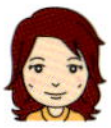
先生、骨が溶けるというのはどういうことですか？

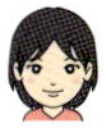
はい、お口の中にはさまざまな細菌がいるのですが、その中の一部の細菌が毒素を出して骨を溶かしてしまうのです。

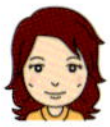
それはなぜですか？

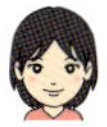
その細菌は酸素が苦手なので、空気がないところに潜ろうとするのです。そのために歯周ポケットという部分の深いところに入り込もうとするので、骨を溶かす酵素を出していくのです。

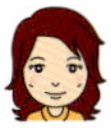
えっ、怖いですね。どうすればいいのですか？

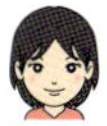
そうですね。歯周病というのは歯ぐきの病気ではなくて、骨の病気だと思ってください。ヤマダさんはかなり症状が進んだ状態なので、そのための治療をされたほうがいいと思います。

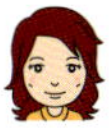
ぜひ、治療をお願いします。

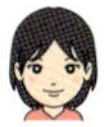
では、当院のサトウが担当いたします。若いけれども、勉強熱心な先生ですので、よろしくお願いします。

サトウ先生の登場です。少々緊張気味ですが、ヤマダさんへの歯周病の説明を上手にできるでしょうか？

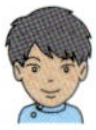

ヤマダさんの治療を担当させていただきますサトウです。よろしくお願いします。ヤマダさん、最初にこの写真（図2-2）を見てください。重篤な歯周病の写真です。歯周病は自覚症状がないので気がつかないうちにどんどん症状が進み、歯ぐきが少なくなって、その下の歯槽骨という骨も溶けてなくなり、最後には歯が抜けてしまう病気です。最近では歯周病と脳卒中や心不全など、全身の病気との関係も指摘されている実は大変怖い病気なんです。ウエダ先生からも説明がありましたが、ヤマダさんの症状に一番合った治療法をこれから考えていきますね。

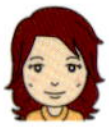

ぜひ、お願いします。

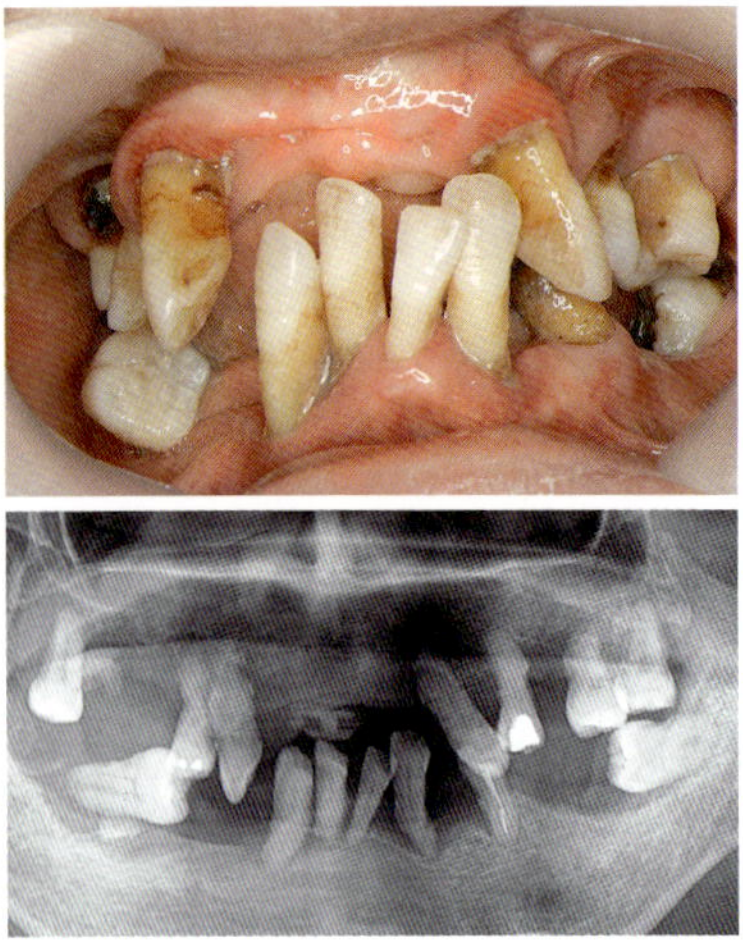

図2-2a, b　重度歯周病症例。

◆**歯周病と全身疾患の関連**

Humphreysの論文（注1）では冠動脈疾患と歯周病との関連が指摘され、Reyesらの論文（注2）では歯周病原性菌が心疾患の患部から検出されたと指摘している。

そのため現在では、歯周病と全身疾患の強い関連が指摘されている。

注1：Humphrey LL, Fu R, Buckley DI, Freeman M, Helfand M. Periodontal disease and coronary heart disease incidence：a systematic review and meta-analysis. J Gen Intern Med. 2008；23（12）：2079-2086.

数日後、天満グー歯科医院医局にて

ウエダ先生、今度担当することになった重度歯周病患者のヤマダさんの件ですが、治療計画のことで、相談にのっていただきたいのですが・・・。

どういうことかしら？

ヤマダさんへの説明のあとデンタルエックス線写真、口腔内写真、歯周病チャート、スタディーモデルを集めて検討したんですが・・・。

そうね。何か問題があるのかな？　ところでサトウ先生、今日、別の患者さんからも質問されたんやけど、歯周病原性菌がなぜ骨を溶かすのかを説明できる？　ヤマダさんの治療計画については、そのあとに聞きましょう。

はい。わかりました。お願いします。それで歯周病原性菌が骨を溶かす原因ですが、歯周病原性菌は嫌気性が多いので、酸素の少ないほう、少ないほうに潜り込もうとするからですよね？

そう、じゃあ、歯周病原性菌にはどんなのがある？

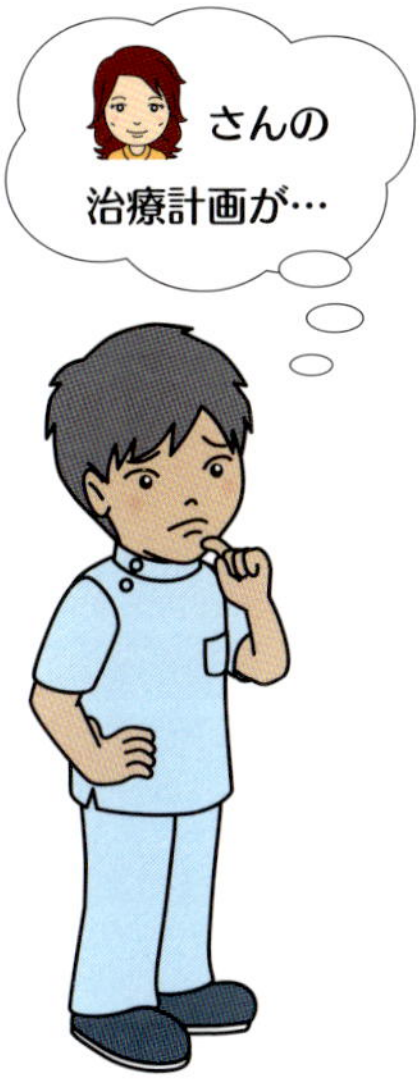

注2：Reyes L, Herrera D, Kozarov E, Roldan S, Progulske-Fox A. Periodontal bacterial invasion and infection：contribution to atherosclerotic pathology. J Clin Periodontal 2013；40 (Supp. 14)：S30-S50.

②歯周病原性菌が骨吸収を引き起こす機序

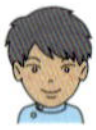
えーっと。

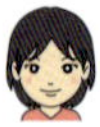
どがんしたとね？

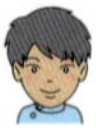
はい、いわゆる「Red complex」と言われる代表的な3つの歯周病原性菌があります（図2-3）。P.g.菌、T.f.菌、T.d.菌の3つです。

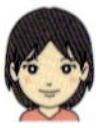
よう知っとるね。じゃあ、どうやって歯周病原性菌が骨吸収を引き起こすのかは知ってる？

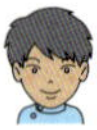
キターッ！　ちょっと待って下さいね（がーくん、はーくん！　出番だよ！　出番）。

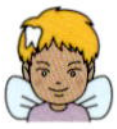
呼ばれて、飛び出て・・・。

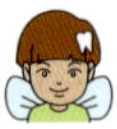
はいはい。こんにちは。

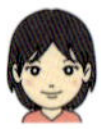
何をもごもごしてんの？

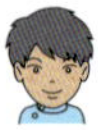
あ、いえいえ、ちょっと記憶を呼び戻していまして・・・。

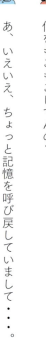

◆P.g.菌、T.f.菌、T.d.菌

これらは歯周病原性菌のトリオであり、Red complexと称される。すべてグラム陰性菌である。

P.g.菌（Porphyromonas gingivalis）は、3つの菌の中での親分的存在（歯周病原性がもっとも強い）。

水平感染を起こすといわれており、強い付着能力を持つ。悪臭が強い。

T.f.菌（Tannerella forsythia）は、歯周病の進行期に暗躍する。P.g.菌とコンビを組んで歯周病をより悪化させる。

嫌気性菌なので歯周ポケットの深部に入り込もうとする。

T.d.菌（Treponema denticola）は、スピロヘータと呼ばれるらせん状の細菌。難治性の歯周病患者によく認められる。

患者の歯垢を採取して位相差顕微鏡で観察した際にこれが出てくるとビックリする。

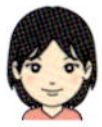

じゃぁ、歯周病原性菌が骨を溶かす機序は？

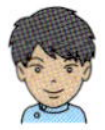

（がーくん、はーくん、君たちの姿は、ウエダ先生には見えないし、会話も聞こえないんだよ）。

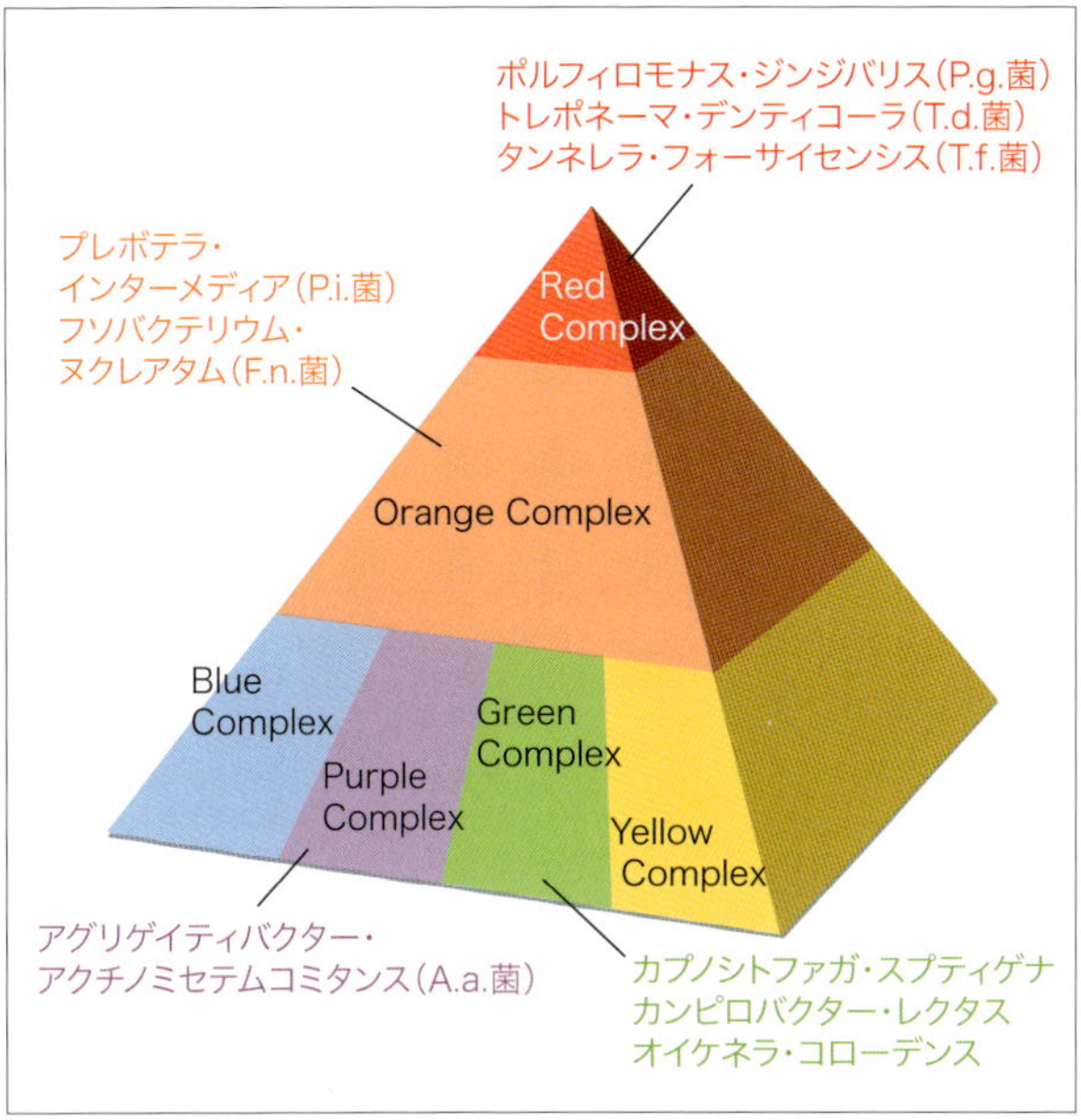

図2-3　歯周病原性菌（Socransky SS, Haffajee AD, Cugini MA, Smith C, Kent RL Jr.Microbial complexes in subgingival plaque. J Clin Periodontol. 1998 Feb；25（2）：134-144. より引用改変）。

あ、そういうことね。

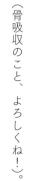

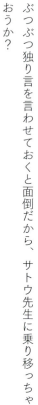

(骨吸収のこと、よろしくね！)。

ぶつぶつ独り言を言わせておくと面倒だから、サトウ先生に乗り移っちゃおうか？

そうだね。

そーれ！

わわわ・・・。

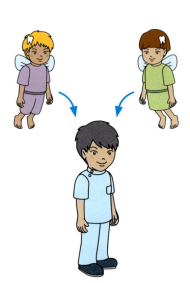

がーくん、はーくんが乗り移ったサトウ先生、ウエダ先生の質問に答えていくことができるでしょうか？

③骨を溶かす機序

（がーくん・はーくん）歯周病原性菌（図2-4）が骨吸収を引き起こす機序は複数の経路がわかっているんだよ！

ん？「いるんだよ」？

（がーくん・はーくん）いえいえ、わかっているのですが・・・。

うんうん。

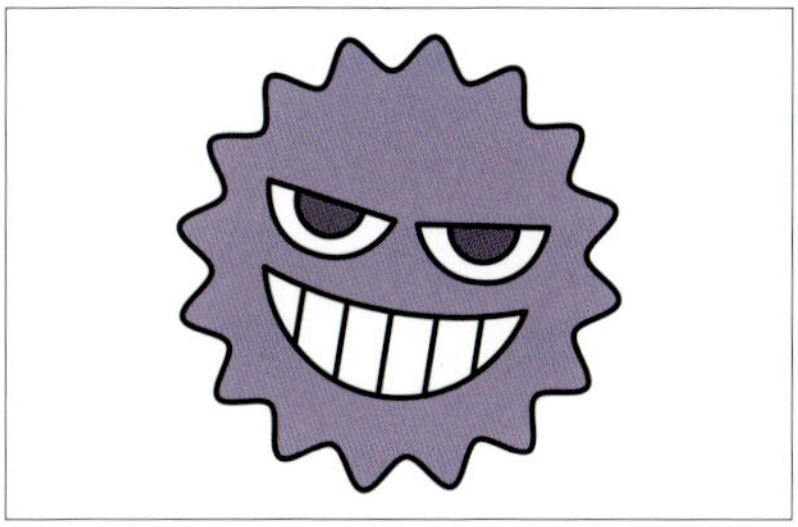

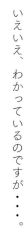

図2-4 歯周病原性菌。

今回はRANK-RANKL系に絞って解説させていただきます。

はいはい。続けて。

まず、歯周病原性菌それ自体が骨吸収を引き起こしてるわけではありません。これらの菌が出すサイトカイン、つまり養分が骨芽細胞と破骨細胞を活性化することで歯槽骨が吸収します。

なんで菌は骨を吸収させる必要があるん？

それは、オレが逃げたいからさ。

オレ？

ええん！・・・。破骨細胞が菌から遠ざかりたいという反応を見せるためです！(図2-5)。

ほぉほぉ。それで？

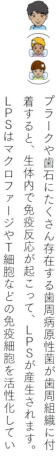

プラークや歯石にたくさん存在する歯周病原性菌が歯周組織に付着すると、生体内で免疫反応が起こって、LPSが産生されます。LPSはマクロファージやT細胞などの免疫細胞を活性化していろんなサイトカインを出して、骨芽細胞にあるRANKLを発現

◆**RANK-RANKL系**
RANKはReceptor Activator of NF-κ（Kappa）Bの略。免疫学の研究中に樹状細胞より同定された分子。RANKLはRANK LigandでRANLにシグナルを伝える分子。

◆**LPS**
Lipo-Poly-Saccharide（リポ多糖）の略。ここでは歯周病原性細菌の出すいわゆる毒素のこと。

させます。これをRANKLに対する間接的作用と言います。

さっきからRANKL、RANKLって言ってるけど、何のことかわかっとる？

RANKLはオレを成長させる鍵さ。

オレ？

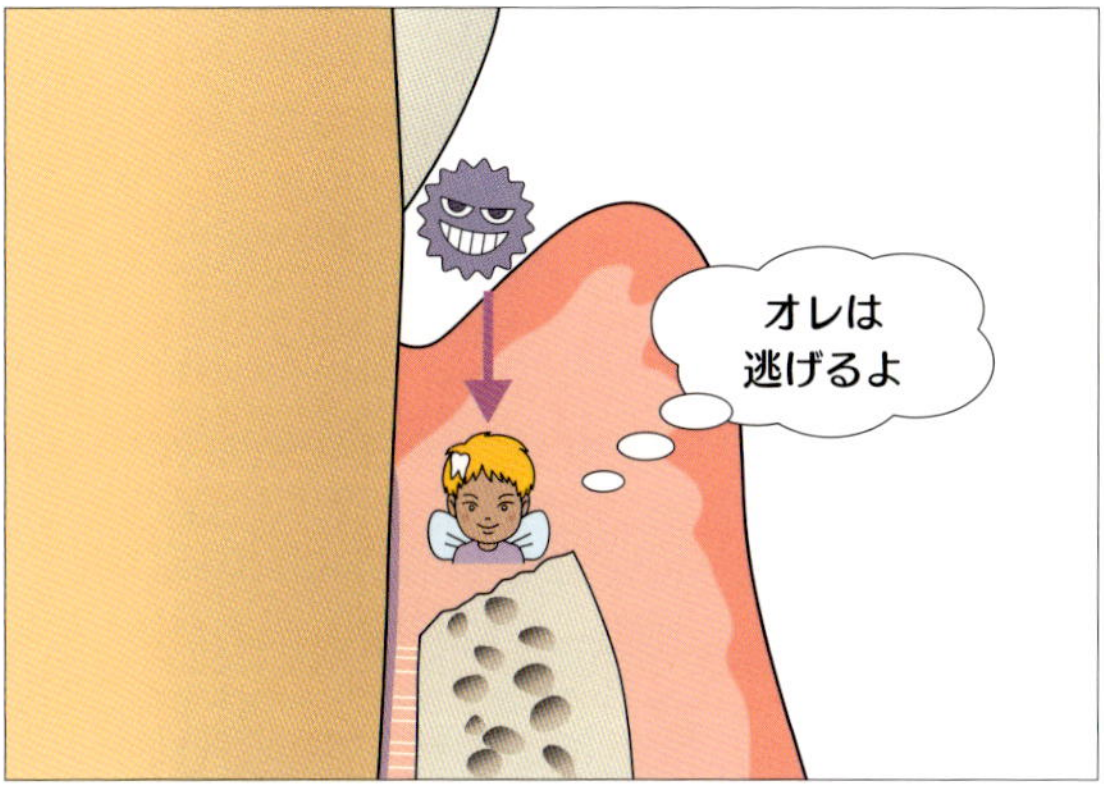

図2-5　歯周病原性菌が破骨細胞を追い込んでいく。

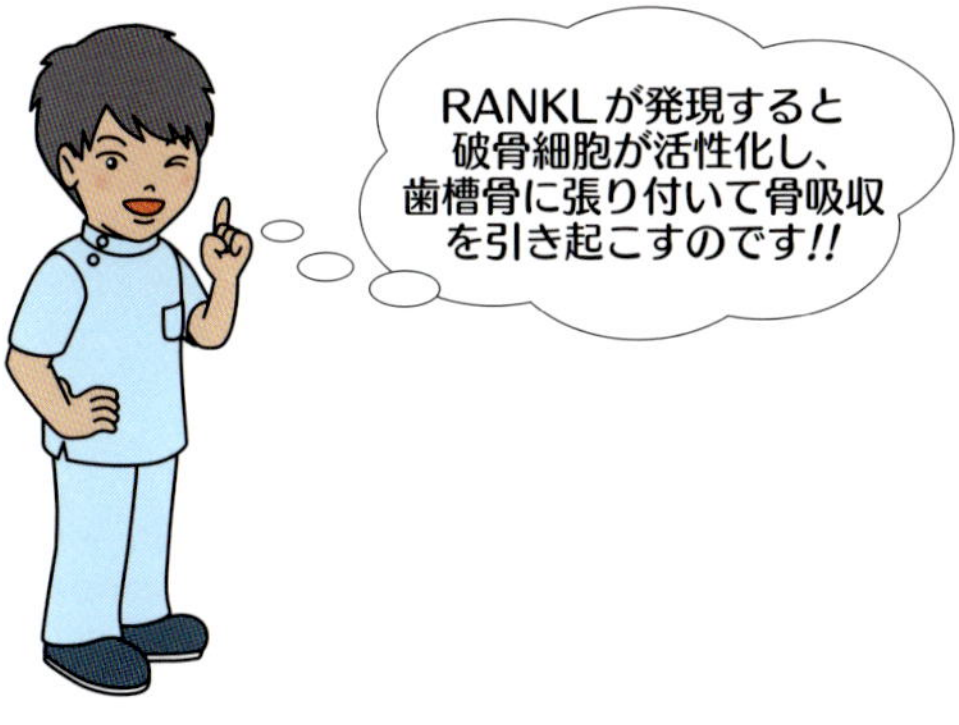
RANKLが発現すると
破骨細胞が活性化し、
歯槽骨に張り付いて骨吸収
を引き起こすのです!!

あっいや、それは・・・。RANKLは骨芽細胞にあって、RANKという鍵穴に入る鍵のようなものです。

何を慌てているの？　でもわかりやすいね。間接的作用があるということは？

はい。直接的作用もあります。LPSは骨芽細胞に直接的作用もして、RANKLを発現させます。

LPSは直接的作用もあるんやね。

そうです。骨芽細胞にRANKLが発現すると、破骨細胞を活性化させるモノを出します。

それは何？

M-CSFという糖タンパク。いわば養分です。

よく調べたね。

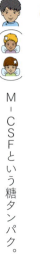

破骨細胞が発現し、活性化すると、歯槽骨に張り付いて骨を吸収します。

うんうん。今まで言ったことを復習も兼ねてそこのホワイトボードに描いてみて。

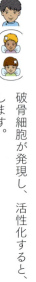

わかりました。こんな感じです（図2－6）。

よくわかった・・・。で、破骨細胞が骨を溶解する仕組みは？

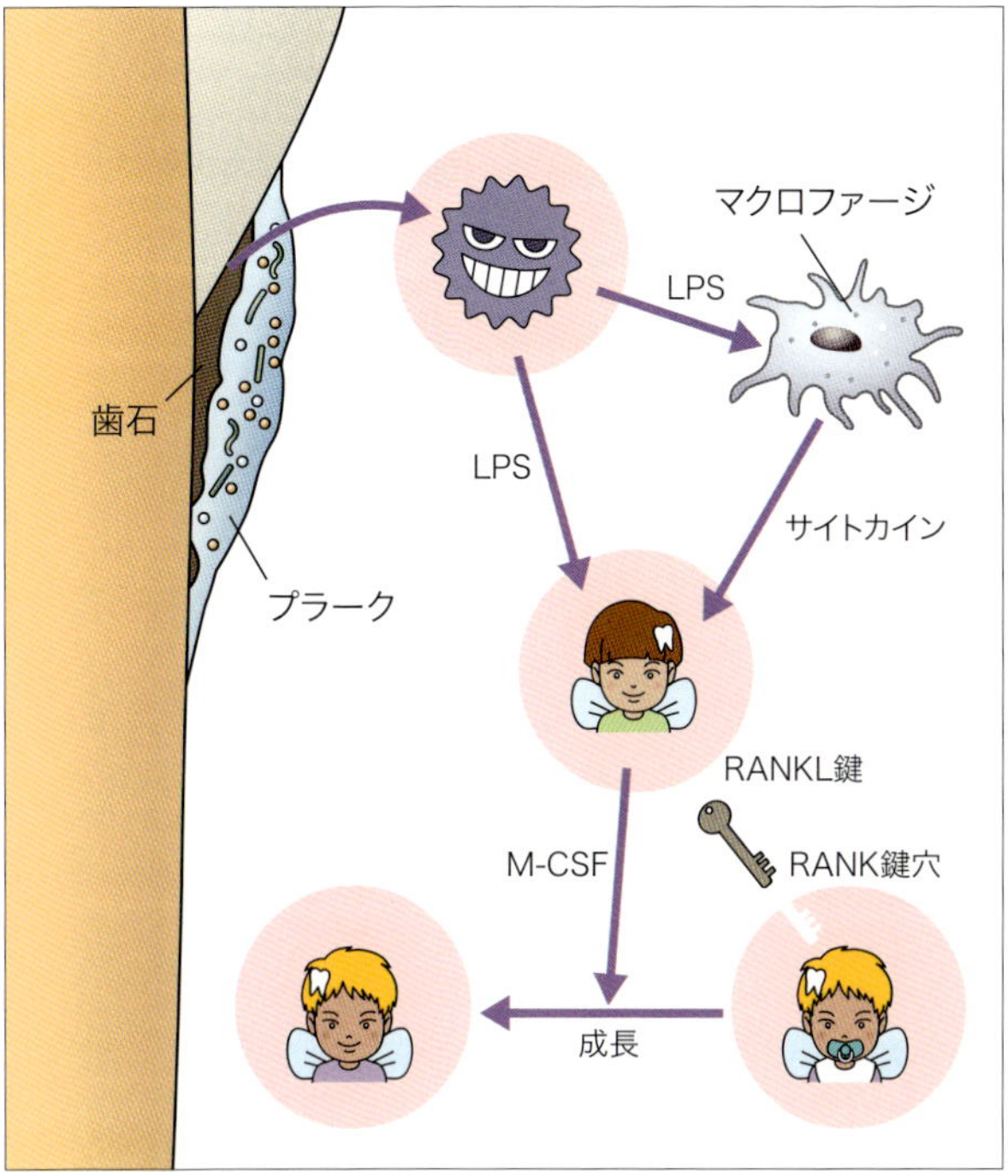

図2-6　骨吸収の仕組み。

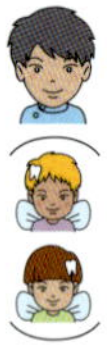

はい。破骨細胞内のミトコンドリアの作用で水と炭酸イオンから炭酸が作られて（$H_2O + CO_3^{2-} \rightarrow H_2CO_3$）、その炭酸からプロトン（水素イオン・$H^+$）と重炭酸イオンができるとともに（$H_2CO_3 \rightarrow H^+ + HCO_3^-$）、さらに、その重炭酸イオンが細胞外から塩化物イオン（Cl^-）を呼び込んで塩酸（HCl）になって、それが骨を溶かす、というわけです（図2-7）。

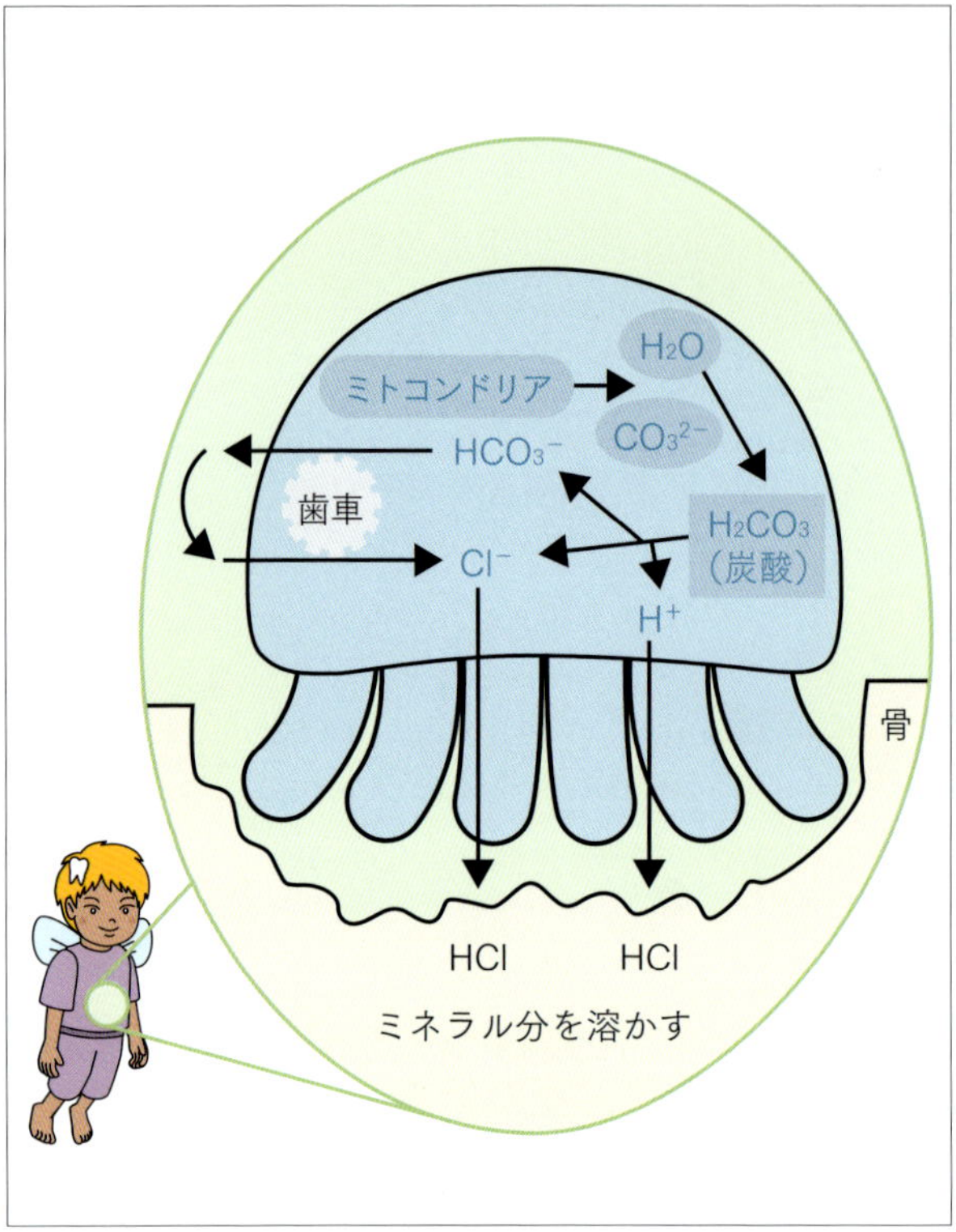

図2-7　破骨細胞が骨を溶解する仕組み。

◆**破骨細胞内で水と炭酸イオンから炭酸が作られる機序**

炭酸は水素イオンを発生させるため細胞の外にある塩化物イオンとくっ付いて塩酸になる。

塩酸は骨のミネラル分であるリン酸カルシウムを溶かす作用がある。

じゃぁ、今まで調べてもらったことから臨床的なアドバイスとして、骨を溶かさないようにするには？

歯槽骨に破骨細胞を出現させないようにします。

そのためには？

骨芽細胞にＲＡＮＫＬを出さないようにします。

で？

と言うことは、ＲＡＮＫＬを出すような免疫細胞を活性化させないために養分（サイトカイン）を出す歯周病原性菌を減らすことが必要です。

ということは？

歯周病原性菌が住み着くプラークや歯石を極力なくすことが大事です。

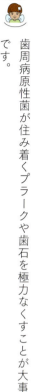

そういうこと。つまり、歯周病の予防や治療にはブラッシングや歯石取りが非常に重要だということだね。ついでに言うと、このような歯周病原性菌が破骨細胞を追い込んでいく理由は酸素が嫌い（偏性嫌気性細菌）だからね。酸素がないところに潜り込みたいわけ。ドンドン骨を溶かして奥深

◆偏性嫌気性細菌
生育のために酸素を必要としない細菌を嫌気性菌と呼ぶ。その中でも大気レベルの濃度の酸素に触れると死んでしまうのが「偏性」嫌気性菌である。
一方、酸素が存在していても生きていられるのが「通性」嫌気性菌である。

くに入りたいんよね。悪循環ってわけね。

そうなんですね！

だから除石して、歯周ポケットを浅くしたら菌に酸素が曝露しやすいから好都合なわけ（図２－８）。

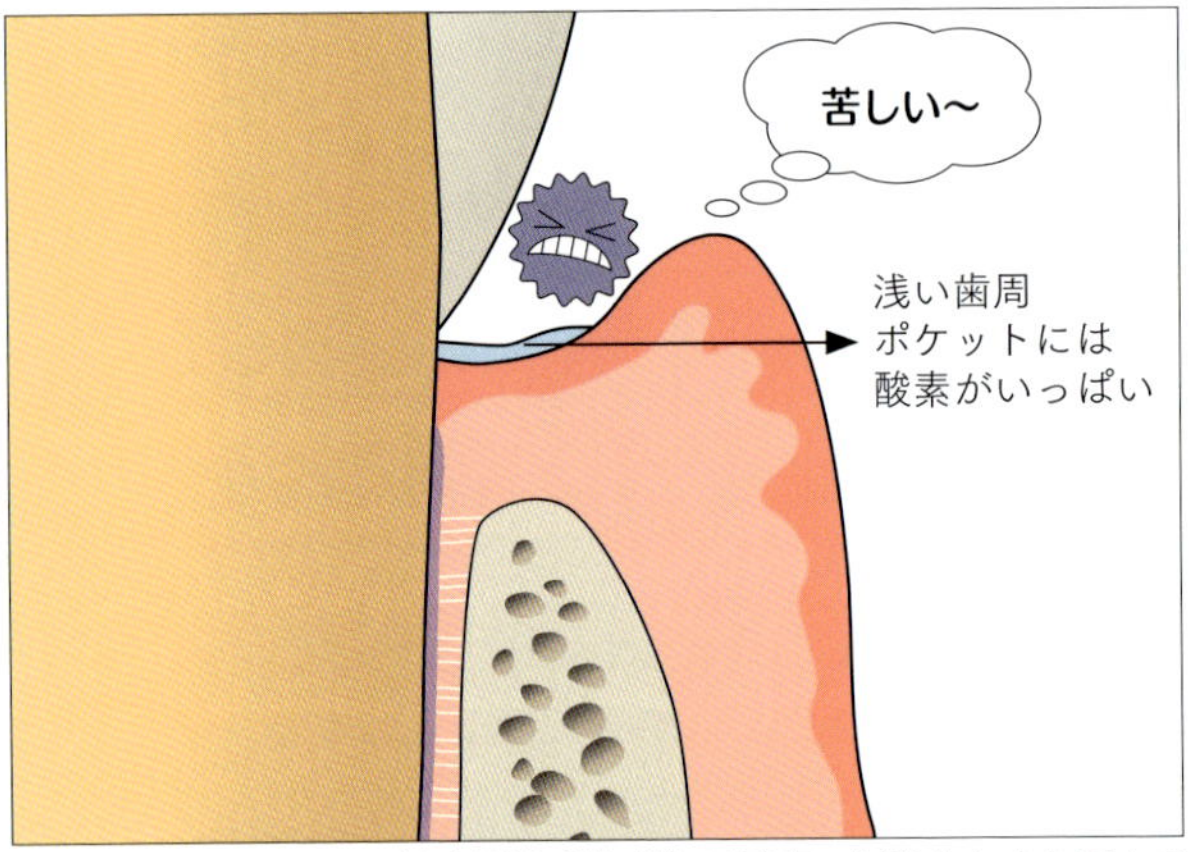

図2-8　歯周病原性菌（偏性嫌気性細菌）は酸素に曝露されると死んでしまう。

歯周病の治療はとにかく菌に酸素が行きわたりやすいように歯周ポケットを浅くして、かつ菌の数を減らすためにその住処であるプラークと歯石を除去することが大事なんですね。

そのとおり！　良くできました。では、ヤマダさんの治療計画の相談にのりましょう。

はい。それですが・・・。

もうここまで、助けてやればサトウ先生でも大丈夫だろう。

僕たちは退散しよう。

ヤレヤレだぜ。バイバーイ！

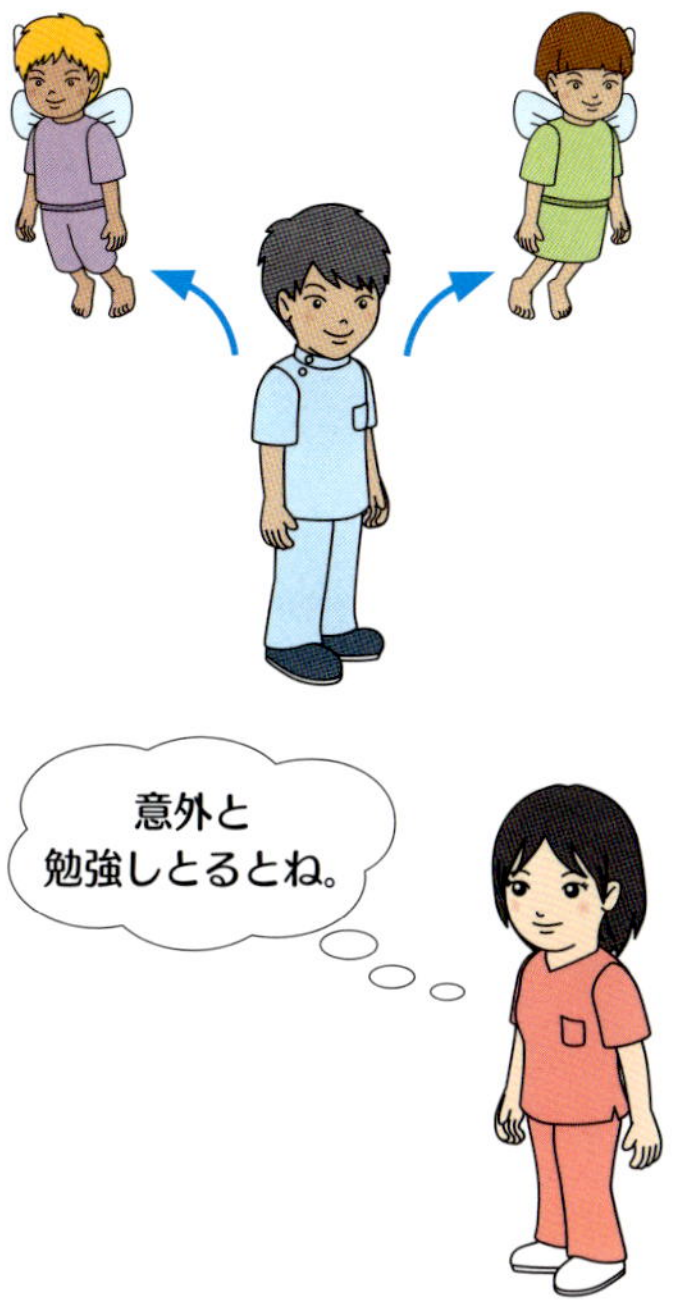

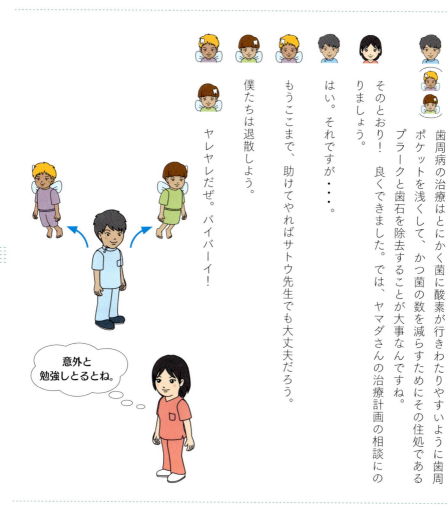

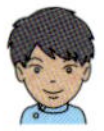
そのヤマダさんなんですが、やはり歯周病が重度で動揺が大きすぎて、下顎の右側第一小臼歯は抜歯になりそうなんですが、いかがでしょうか？

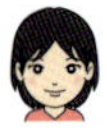
ヤマダさんは承諾した？

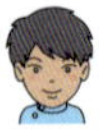
はい。院長にも相談したんですが、この下顎右側の第一小臼歯は垂直的にも水平的にも骨吸収があるうえに、隣接歯の第二小臼歯の近心にまで骨欠損が及んでいるので保存は難しいのではないのかとおっしゃっていました。

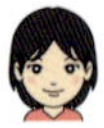
サトウ先生はどう思う？

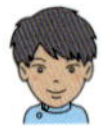
先ほどウエダ先生がおっしゃっていたような治療がベストだと思います。ですが、抜歯することによって歯周病原性菌の住処である歯自体がなくなるので、骨を溶かすもともとの原因がなくなりますね。

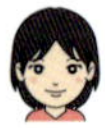
そのとおり。歯周病治療の最終手段、それは「抜歯」・・・。でも、知り合いの先生がこうおっしゃっているんよ。「抜歯は歯科医師の敗北だ」とね。私も歯周病専門医の端くれだからこの言葉は重く響いている。歯は残してナンボと思う。ところで私の患者さん、ワタナベさんの症例（図2-9）だけど、見てごらんなさい。歯周治療をして、骨再生ができた症例よ。ワタナベさんのようにはできないの？

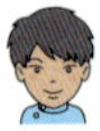
僕も最初はそのように考えました。しかし、ヤマダさんの場合は歯肉剥離掻爬術を行いましたが、排膿が止まりませんでした。そこで歯周再生療法

◆歯肉剥離掻爬術
いわゆるフラップオペ（Fop）と呼ばれる手術で歯肉弁を剥離し、歯肉縁下にある歯石を除去する手技。

も考えましたが、骨吸収の範囲が広いので骨再生のための足場が乏しいという結論になりました。

ワタナベさんの症例（図2-9）

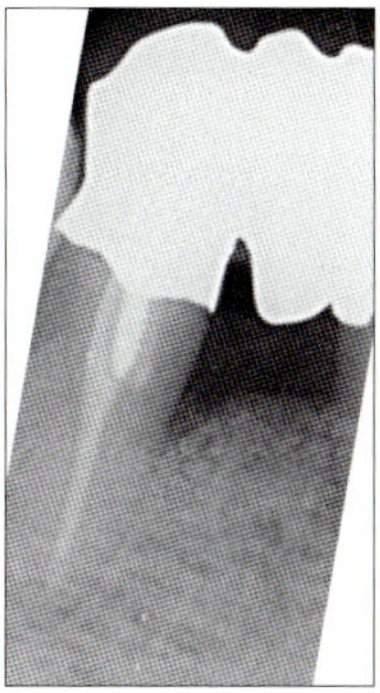

図2-9a　術前のエックス線画像。歯の近心に骨欠損を認める。

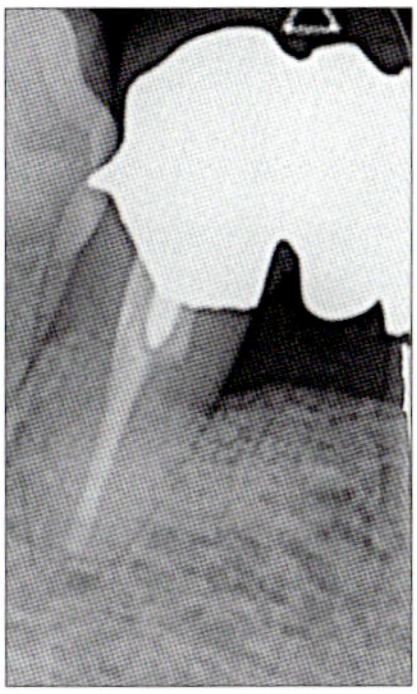

図2-9b　術後1年のエックス線画像。近心の骨量が回復している。

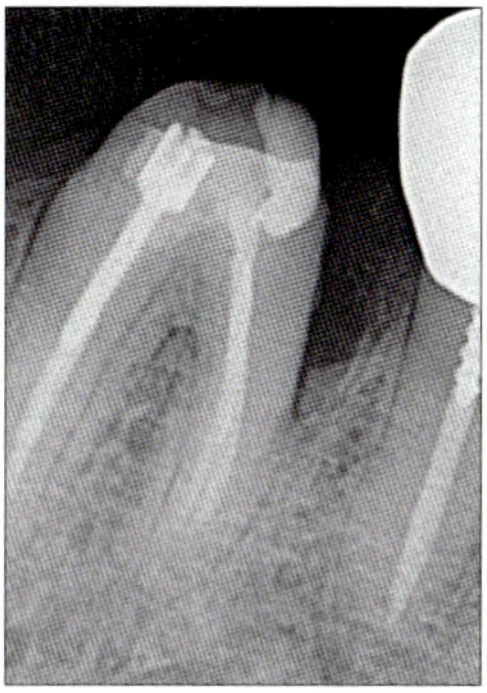

図2-9c　術前のエックス線画像。大臼歯近心に歯石と骨欠損を認める。

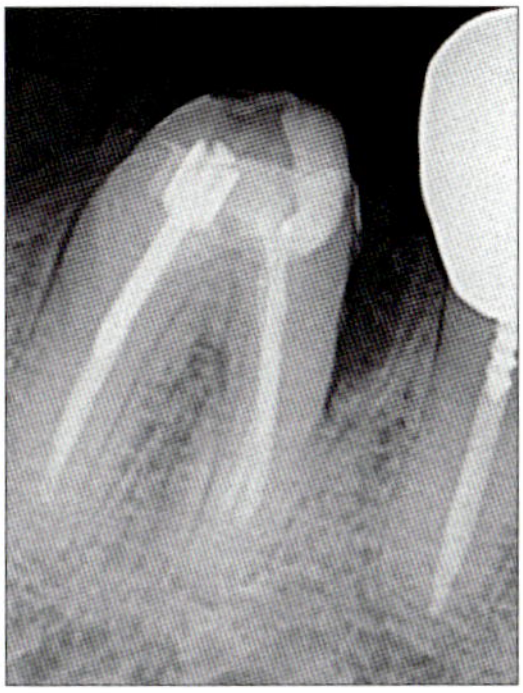

図2-9d　術後1年のエックス線画像。歯石がなくなり近心の骨欠損が回復している。

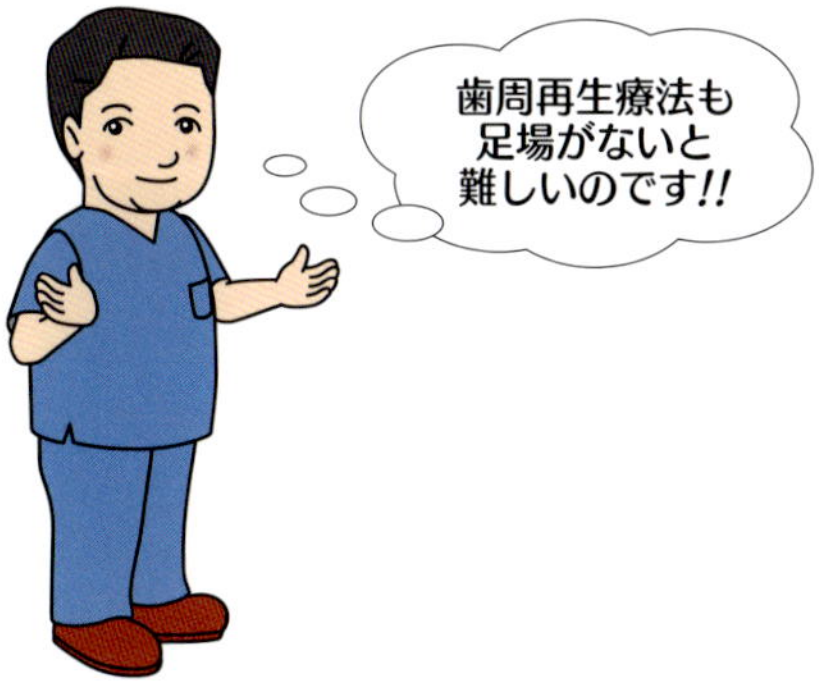

そう、わかった。残念ね。では抜歯後はどうすると？

ヤマダさんに欠損治療法の5つの選択肢を説明しました。するとインプラント治療にしてほしいとおっしゃいました。ですので、抜歯してのGBRが必要だと思います。

インプラント治療なら院長の出番やね。それはそうと、抜歯後って抜歯窩はどうなってるん？　あと、抜歯窩が塞がっていく過程は？　GBRってどういう仕組み？　あと・・・。

ちょ、ちょっと待って下さい！　そう野球の千本ノックのように立て続けに言われても・・・。

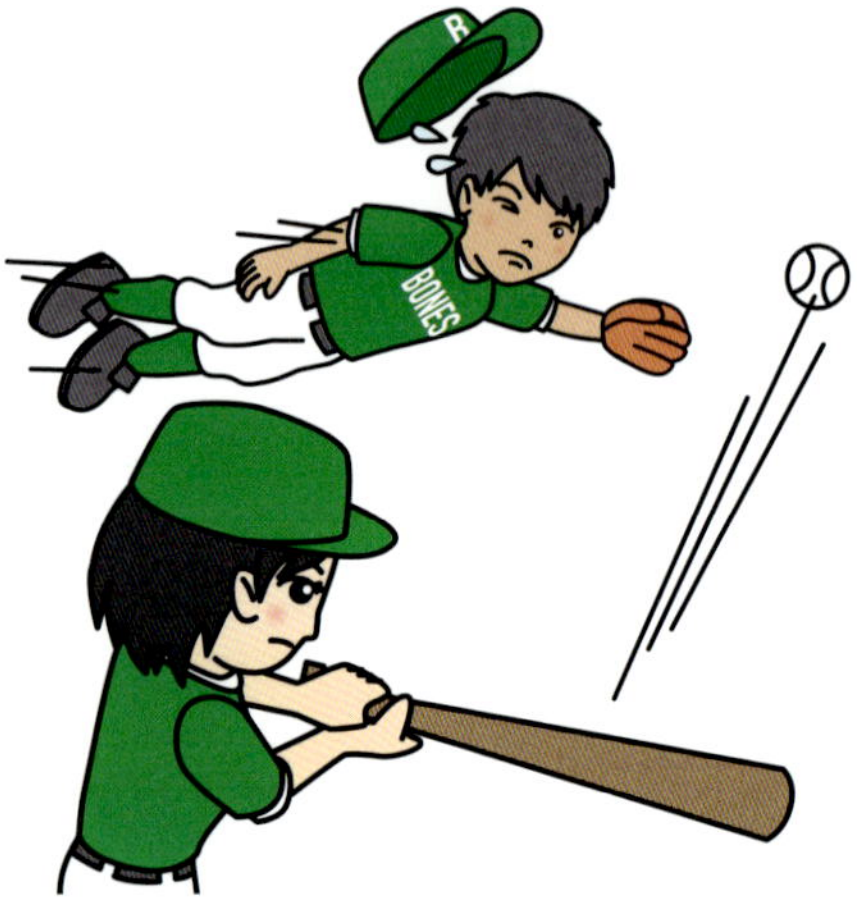

◆**欠損治療法の5つの選択肢**
①何もしない、②パーシャルデンチャー、③ブリッジ、④歯牙移植、⑤インプラントの5つである。

だって、うち野球部のマネージャーだったから。

えっと、抜歯窩の治癒過程とGBRとの関係・・・っと。

で、インプラントってどうやって骨とくっ付いてんの？

インプラントと骨の結合の仕組み・・・っと。はい、調べておきますね。

なんか嬉しそうな顔して。千本ノックが好きなの？　ま、いいか。調べておいてね～。お疲れさま！

お疲れさまでした！　やれやれ、やっと解放されたよ。

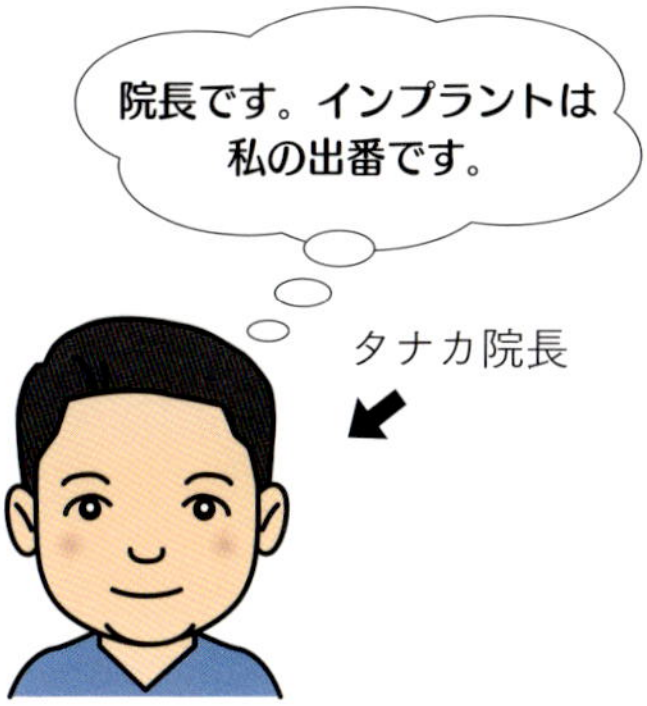
院長です。インプラントは私の出番です。
タナカ院長

がーくん、はーくんの助けを借りてウエダ先生の質問攻めを何とか乗り切ったサトウ先生ですが、はたしてヤマダさんの治療は成功するのでしょうか？

院長の手ほどきを受けてGBRからインプラント埋入を行うようですが、インプラント治療と骨再生についてさらなる研鑽が必要なようです。そこで、第3章では骨再生の機序について、考えていきましょう。

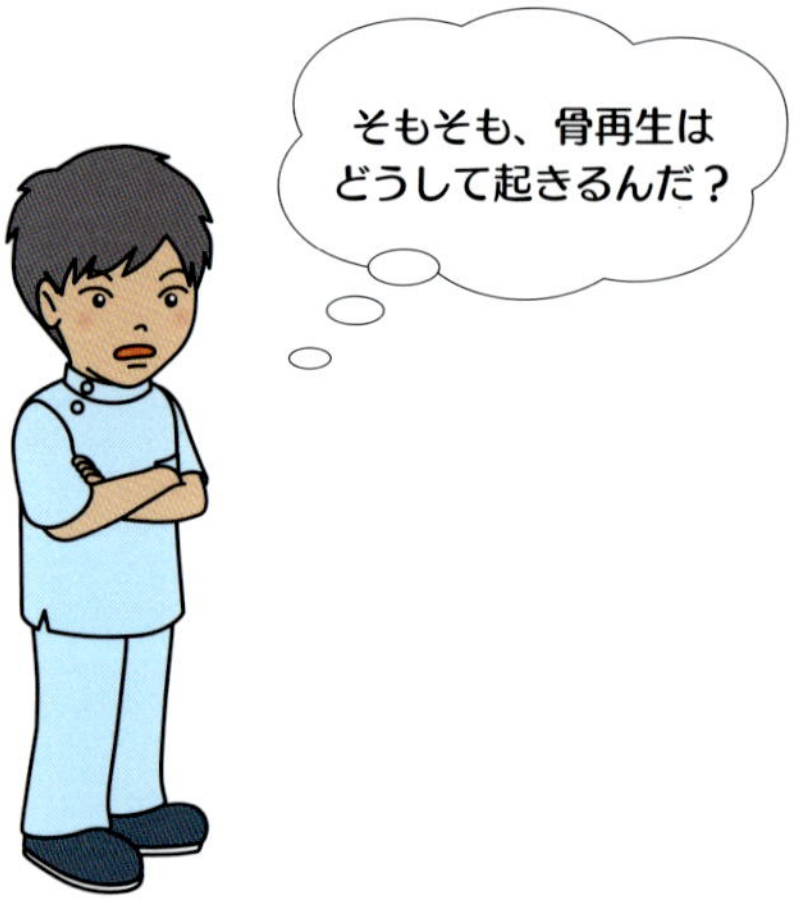

第3章

インプラント患者の骨再生はなぜ起こる?

①GBR手術を終えて

タナカ院長が執刀医、サトウ先生がアシスタントでヤマダさんのGBRが終了したようです。

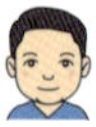

はい、ヤマダさん、お疲れさまでした。本当に頑張りましたね。

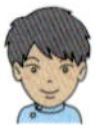

お疲れさまでした！

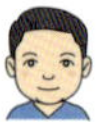

ヤマダさん、このレントゲン写真（図3-1）をご覧ください。ここにあった歯を抜いて、その穴を塞ぐように骨になる材料を入れています（点線部分）。手術はうまくいきましたので、4か月後にインプラントを入れましょう。

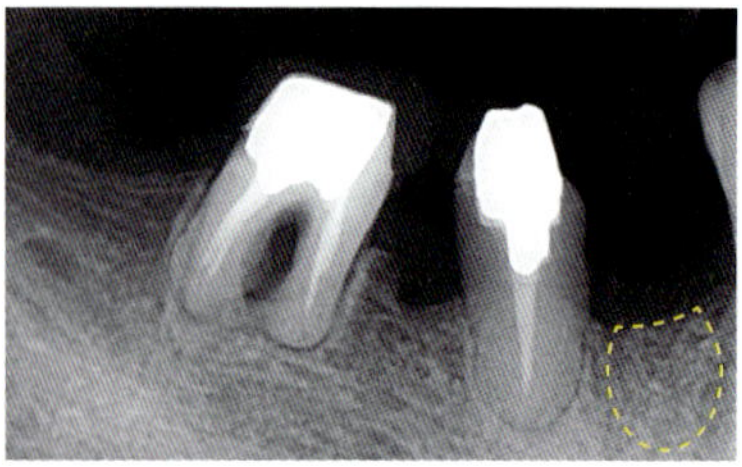

図3-1　GBR後のエックス線画像。点線の部分を抜歯して、骨置換材を填入した。

よろしくお願いします。

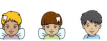

診療後、天満グー歯科医院の医局では早速、サトウ先生がタナカ院長からの質問攻めにあっています。

タナカ院長、今日は見事な術式を拝見させていただきありがとうございました。

いやーっ。サトウ先生も見事なアシストでしたよ。ところで、サトウ先生、先ほど私が行ったソケットプリザベーションという手術はどんな目的があるのかわかりますか？

はい。抜歯後の歯槽骨の吸収を抑えるための手術だと思います。

そうですね。そもそも抜歯窩はどのような治癒形態をたどりますか？

えっと、ちょっと待って下さいね。(がーくん、はーくん、出ておいで！)。

はいはい、こんにちは。

お次は何なんだ？

ソケットプリザベーション

抜歯後、抜歯窩をそのままの状態にしておくと、とくに頬側の皮質骨が吸収していき歯槽骨の量が減っていく。よって抜歯窩に自家骨や補填材を入れる。

場合によっては遮断膜で覆い軟組織が入り込むことを防ぐことで抜歯窩への骨再生を促す方法。

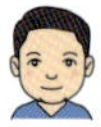
おや。がーくんとはーくんじゃない。

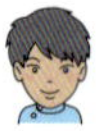
え？　タナカ院長、がーくんとはーくんが見えるのですか？

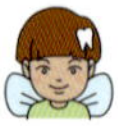
あら、タナカ先生。

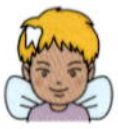
お！　タナカがいる。

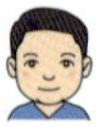
ま、いろいろな事情で私にも見えるのですよ。と言うかいつの間にかサトウ先生もがーくんとはーくんとお友達になっちゃったんですね。

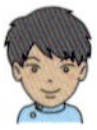
まぁ〜、いろいろありまして・・・。（ヤバイな〜、カンニングができないョ）。

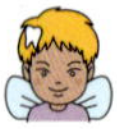
サトウ、カンニングできないな。

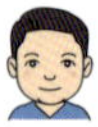
？　ま、いいでしょう。ちょうどいい、この2人にも教えてもらいましょう。

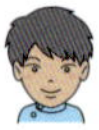
（助かった〜）。承知しました！　ありがとうございます。

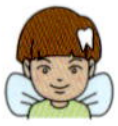
で、今日は何のお勉強なの？

歯を抜いたあとの抜歯窩ってどのように治っていくの？

それはいい質問だね〜。

それは、どっちかと言うとがーくんの得意分野だな。

そうですね。まず歯を抜くとどうなりますか？

歯根表面にくっ付いてる歯根膜が一部残りますね。あとは根尖病変があったら「不良」、肉芽があるから（図3-2）・・・。

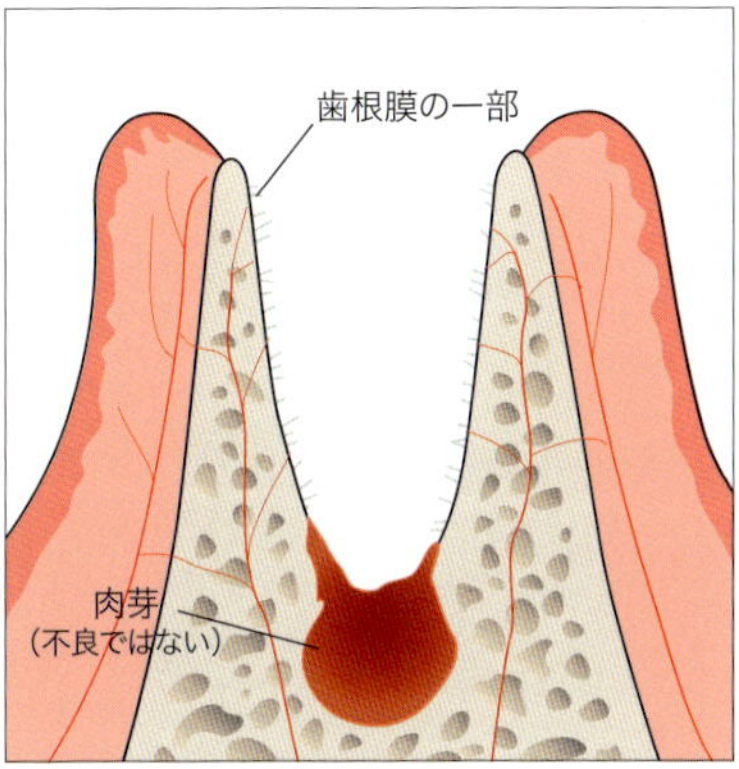

図3-2　抜歯後の抜歯窩の状態。歯根膜の一部が残り、根尖部に肉芽がある。

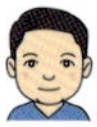

はい、サトウ先生ストップ。その不良肉芽という言葉は気になりますね。

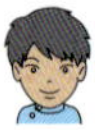

え？ どうしてですか？

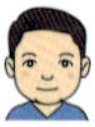

「不良」と言う言葉は・・・。

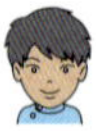

はーくんみたいってことですか？

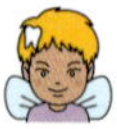

コラーッ！

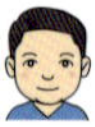

いえいえ。組織学的に不良という用語は治りにくいという意味合いがあるので、不良肉芽と聞いたら医学者は「それはガン？」となるわけですよ。

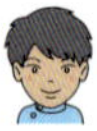

なるほど。勉強になります。この場合は肉芽でいいわけですね。

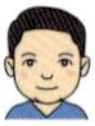

そのとおりです。では続けてください。

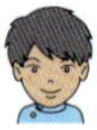

はい。肉芽を掻爬したあとは、出血しますね。血餅が溜まります。

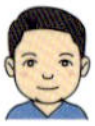

はい。それが非常に大事です。血餅はその後どうなりますか？

固まります。

それを何と言います？

えーっと。がーくん！ 助けてよ。

早くもギブアップですね。フィブリンのネットワークを形成するんだよ。

そうですね。がーくんはそれが好きなんですよね。ジャングルジムみたいで。

子供みたいだな。

そうですよ。いいじゃないですか、ジャングルジムは大好きです。

ジャングルジム・・・。そうか。抜歯窩に張り巡らされたジャングルジムにがーくんが遊ぶ（図3－3）・・・。わかりやすい。

そもそも骨が再生するには何が必要ですか？ 「再生医療の3要素」は知ってますか？

そう言えば学生時代に聞いたような・・・。①細胞と・・・、すみません、わかりません・・・。

◆フィブリンのネットワーク
血液が固まっていくとクモの糸のような線維状の網目構造（ジャングルジム）が広がっていき、そこを細胞が足場として増殖していく状態。

じゃあ、はい、はーくん。

オレ？ 知らねぇよ。そこは「はい、がーくん」じゃ？

では、がーくん、よろしくお願いします。

①ボクと②おやつと③ジャングルジムだよ。

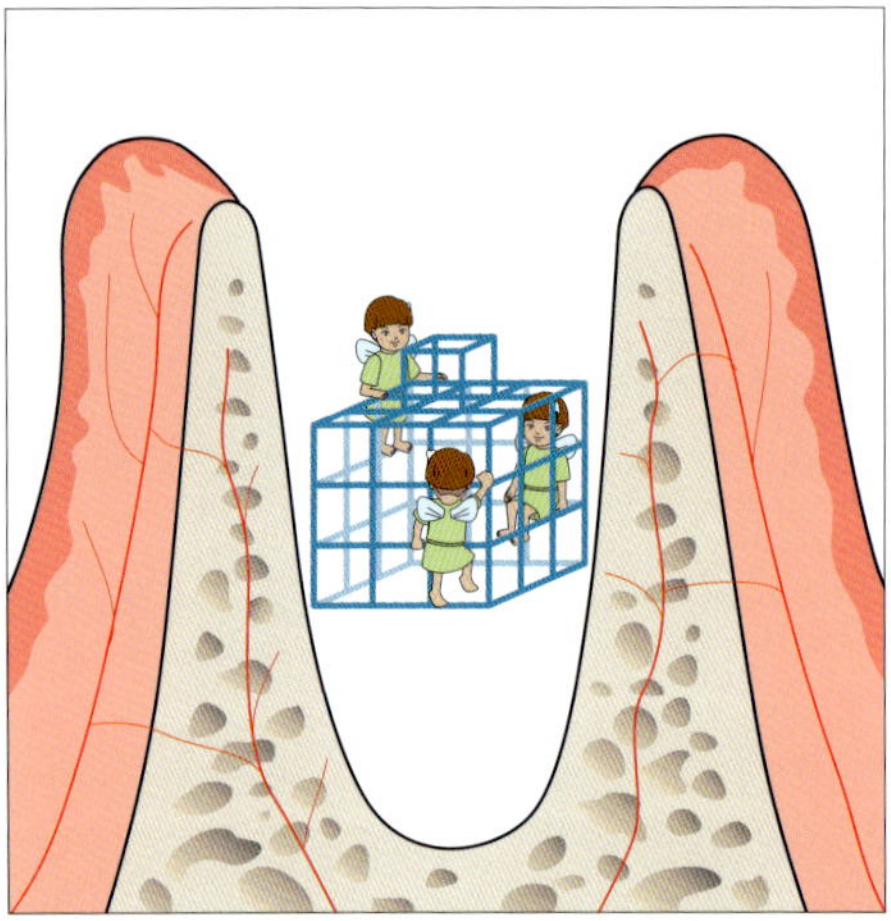

図3-3 抜歯窩に溜まった血液が固まり線維状の網目構造（ジャングルジム）が広がり、骨芽細胞の足場になる。

第3章 インプラント患者の骨再生はなぜ起こる？

◆**再生医療の3要素**
1990年代に米国のバカンティらによって提唱された組織を再生させるために不可欠な3つの要素。①細胞、②成長因子、③足場のこと。スキャッフォールドとも言う。

は？　がーくんと「おやつ」と「ジャングルジム」？

わかりやすいですね。専門的に言うと、①細胞と②成長因子と③足場（図3-4）ですよ。

なるほど！　がーくんがジャングルジムでおやつを。そうすると骨ができるのですね。

そうです。抜歯窩の中ではそういう反応が起こっているわけです。では抜歯窩でその3つをうまく作るにはどうすればいいですか？

足場は血餅が作るし、がーくんは間葉系幹細胞由来（第1章・③参照）だし、成長因子は血液中に含まれているから、大事なのは「血液」ですね。だとすると、抜歯窩に血液が溜まるようにすればいいと思います。

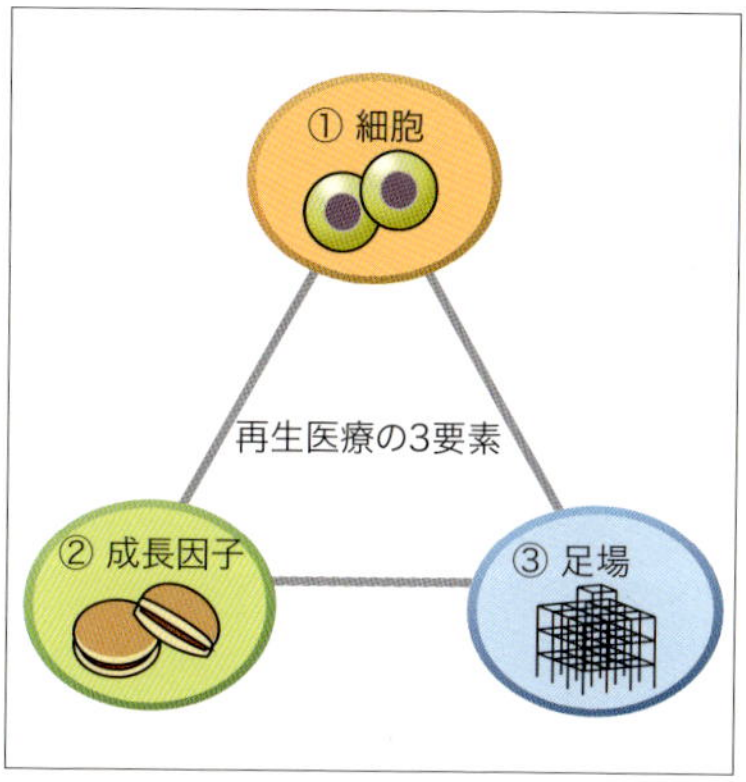

図3-4　再生医療の3要素。①細胞（骨芽細胞）、②成長因子（おやつ）、③足場（ジャングルジム）。

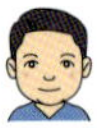

正解ですが、具体的にはどうしますか？

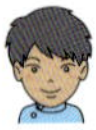

抜歯窩をよく掻爬して出血を促します。

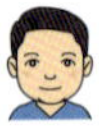

そうですね。まぁ、異常出血が認められたらそれは止血が必要ですが、抜歯窩に白い骨表面が露出したままで血液の濡れが乏しい時はデコルチケーションと言って抜歯窩の骨壁にバーで小さな穴を開けて出血を促したほうがいい場合もありますね（図3-5）。

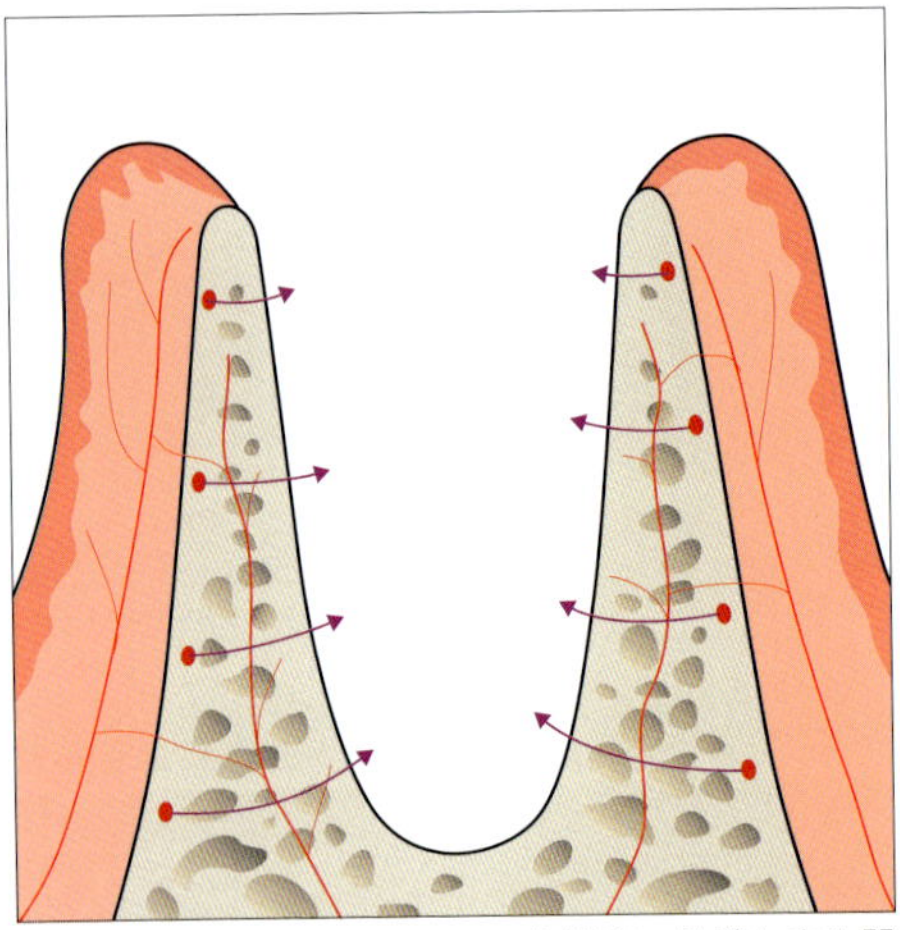

図3-5　デコルチケーション。抜歯窩の骨壁に穴を開けて出血を促し、抜歯窩に血餅が溜まりやすくする。

◆**デコルチケーション**
　皮質骨そのままの上には骨形成能力が乏しいため、皮質骨に孔を開け、骨髄腔からの出血や細胞成分を呼び出し、骨形成能を高めること。

その穴からボクたちもたくさん出てくるし、たくさんのおやつと目の細かい楽しいジャングルジムもできるんだよ。

そうすると骨ができやすくて抜歯窩が治癒しやすいんだね。

では、サトウ先生。抜歯窩はそのままにしておいても骨ができて窩が塞がりますよね。なぜ私はこのメンブレン（図3-6）を使ったかわかりますか？

GBRのメンブレンですよね。がーくん、なぜでしょう？

それはね、おっきいジャングルジムができるんだよ！

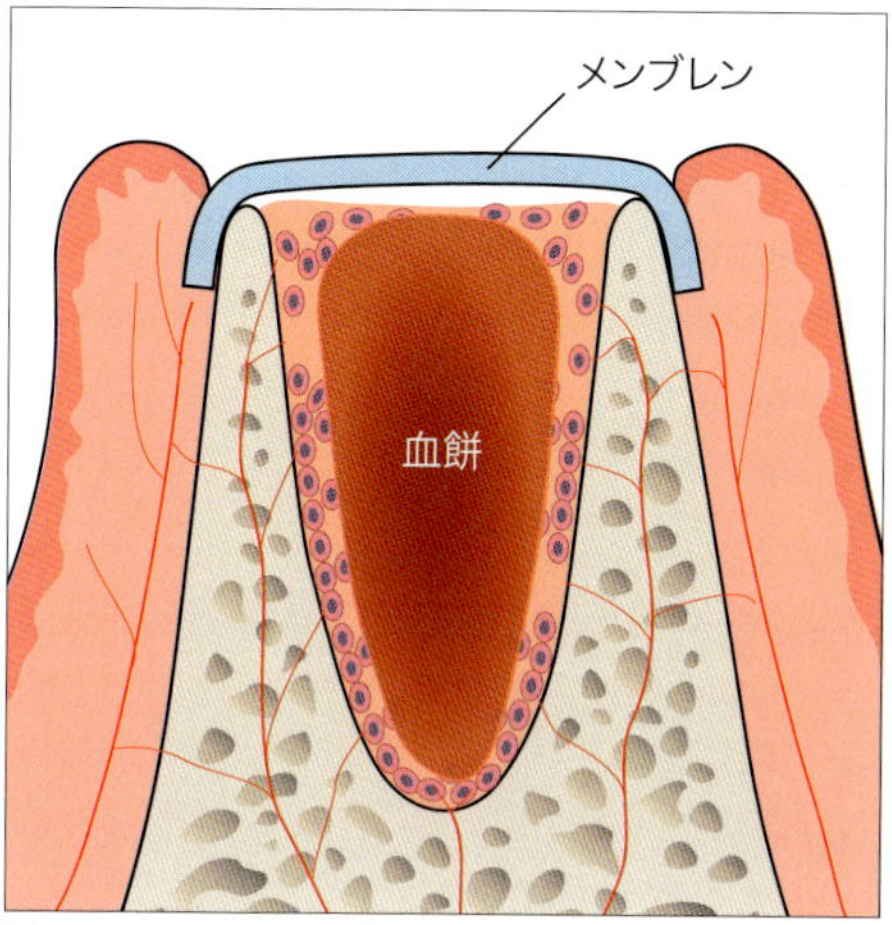

図3-6　GBRのメンブレン。軟組織が先に増殖して入り込むのをバリアしている。

◆メンブレン

遮断膜。骨（硬組織）と歯肉粘膜（軟組織）とでは増殖するスピードが異なり、骨ができる前に歯肉が陥入してしまうため、骨形成を意図する部位を膜で覆い、その下の硬組織の増生を促す膜。

コラーゲンが主成分の吸収性のメンブレンとPTFE（いわゆるテフロン）が主成分の非吸収性のメンブレンがある。

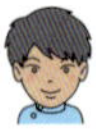
わかるようなわからんような・・・。

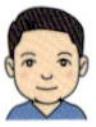
イイコトを言っています。では、GBRメンブレンを解説する前にGTRの歴史を紐解きましょうか。

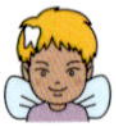
クルマみたいだな。

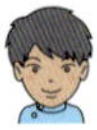
GTRは習いました。確か「上皮の入り込みを防ぐために膜を置く」だったですよね。

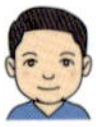
そのとおりです。「メルヒャーの仮説（注3）」はご存知ですか？ 歯周組織の欠損部分に入り込む細胞の種類によって治癒が変わっていく、と言うものです。「上皮細胞が入り込めば深い歯周ポケットができてしまう。骨由来の細胞が入り込めば骨ができる」と言うわけです。そこで上皮細胞をシャットアウトして骨由来の細胞を入り込むようにするために遮断膜を用いたわけです（図3-7）。

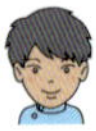
骨由来の細胞より上皮細胞のほうが入り込みやすいからでしたね。

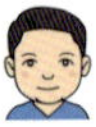
そうです。GBR膜もそれと同じで、抜歯窩には上皮細胞が入り込みやすいからそれを遮断し抜歯窩から「伝導」してくる骨由来細胞、つまり、が一くんを呼び込みやすくするのです。あ、今私が「誘導」という言葉を使いましたけど、「骨伝導能」という言葉は知っていますね。

◆**GTR**
Guided Tissue Regenerationの略。組織再生誘導法。当初は失われた歯周組織再生のための手法で、骨欠損部を遮断膜で覆い、その中の組織の再生を促す手技であった。
今日ではセメント質、歯根膜、歯槽骨の再生を意図しており、その共通の手法よりGBRを広義のGTRとする考えもあるがGBRは骨増生（骨造成）のみを指している。

◆**骨伝導能（osteoconduction）**
受動的に骨を作る能力。骨があり、そこに沿って骨を形成すること。

注3：Melcher AH. On the repair potential of periodontal tissues. J Periodontol. 1976；47（5）：256-260

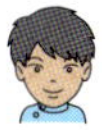

はい。よく「骨誘導能」と言う言葉とごっちゃになっています。

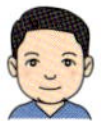

そうですね。抜歯窩の骨からがーくんのような骨由来の細胞が骨を作り出して行くような能力を「骨伝導能」と呼んで、骨がない場所でも骨形成を引き起こすような能力を「骨誘導能」と呼びます。

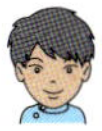

わかりました。でも、がーくん、遮断膜を使うとなんでジャングルジムが大きくなるの？

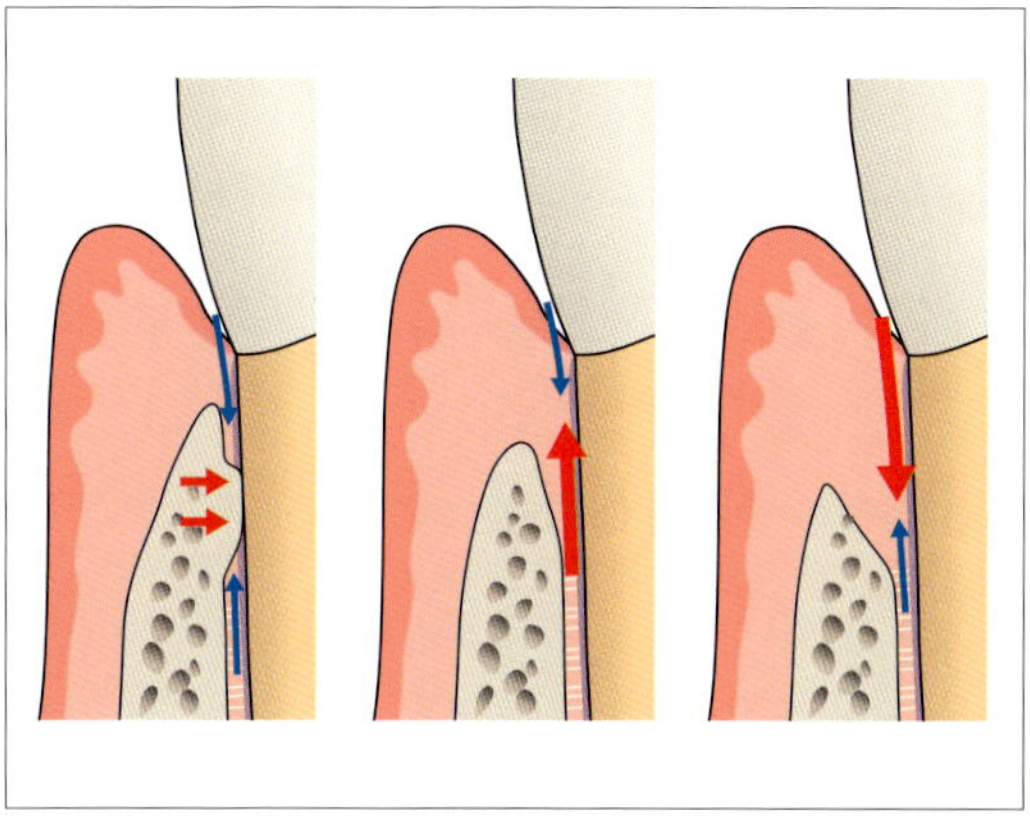

図3-7　GTRの原理。増殖が早い軟組織（歯肉）をブロックすることにより硬組織（骨）の増殖を促す（注3より引用改変）。

◆骨誘導能（osteoinduction）
能動的に骨を作る能力。そこに骨がなくても骨を形成すること。

それはね、そのままにしておくと、はーくんが来るからなんだ。

はーくんが？

おう。歯を抜いた部分ってのは歯からの力がかからないな。「廃用性萎縮」とも言うのだけど、生体が「いらな～いっ」て判断した部分には命令が来てオレが出て行くんだ。逆に適度に力がかかっていれば骨はその形をキープしたままさ。これをウルフの法則って言っていたっけ？

はーくん、間違い。ウォルフの法則（図3-8）だね。

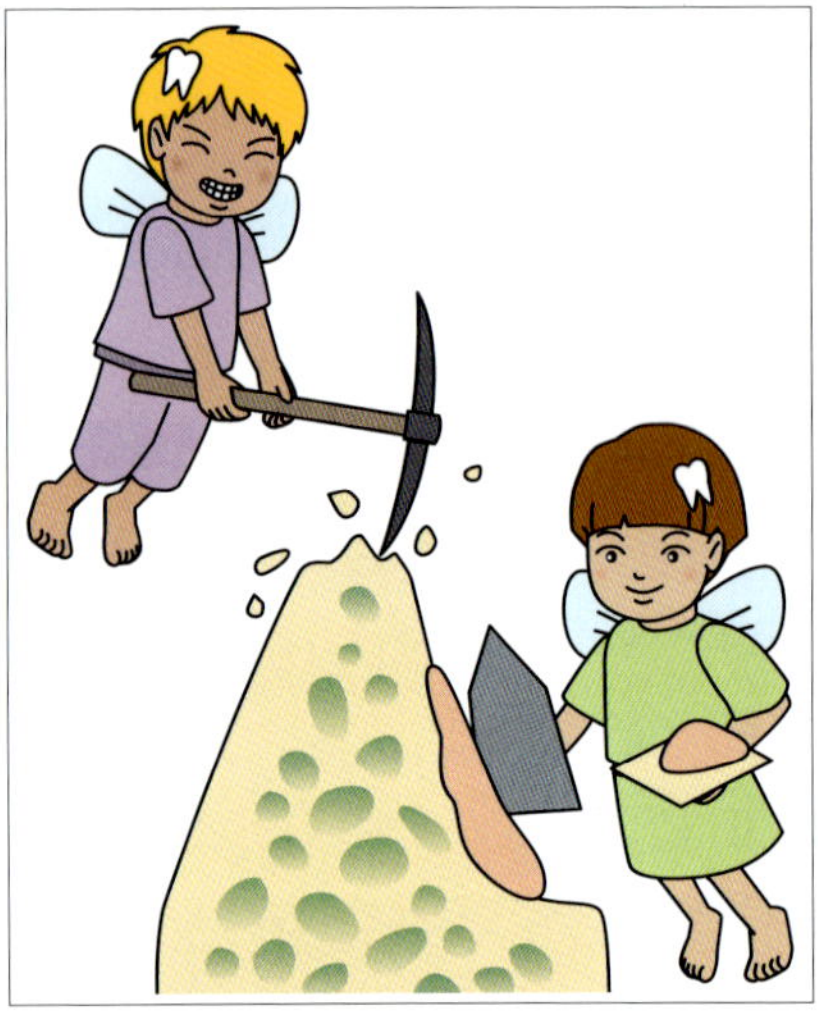

図3-8　ウォルフの法則。力のかからない骨の不要な部分を破骨細胞が壊し、力のかかる必要な場所を骨芽細胞が作っていくこと。

◆**廃用性萎縮**
筋肉を使わなければ、筋肉が衰えるように、力学的な応力が長期間かからない生体の部分は、不必要と判断され吸収していくこと。

◆**ウォルフの法則**
19世紀のドイツの外科医Wolffによって提唱された骨の内部構造に関する法則。外部からの力学的ストレスに対応するように骨梁構造が形成されること。

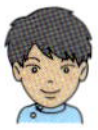
はーくんが出てきて骨を壊すってこと？

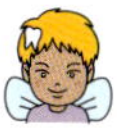
そのとおり。オレが出て来てとがったとこから順に骨を壊していくんだ。

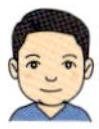
そう。歯槽骨の鋭縁が吸収してくると同時に抜歯窩からは新生骨ができてきます。そのバランスのとれた範囲で治癒顎骨ができるというわけです。

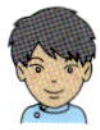
と言うことは、遮断膜で覆えばその分の吸収を抑えることができるわけですね。

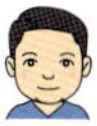
実際のところは抜歯窩そのままの形態で骨ができるわけではないのですが、遮断膜を置かない状態に比べれば、明らかに骨吸収の度合いは異なりますね。

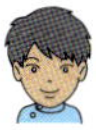
やっぱりここでもがーくんとはーくんの仕事は重要なんだ。

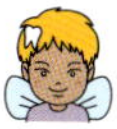
エッヘン！　そうだろう？

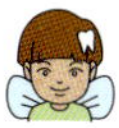
調子に乗らない！

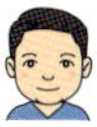
ここで骨をたくさん作るためのおまじないを教えましょう。「PASSの法則」です。ホム・レイ・ワン先生が提唱したのですが、かいつまんで説明すると、骨造成を成功させるためには「テンションのない弁で一次縫縮」「血管新生」「スペースメイキング」「移植材の安定性」の4つが重要だとい

◆PASSの法則

ミシガン大学歯周病学教授のHom-Lay-Wanが提唱した骨造成を成功させるための4条件。

「P」はPrimary wound coverage & Passive flap tention（緊張のない粘膜骨膜弁による一次閉鎖）。の意味。

「A」はAngiogenesis（血管新生）の意味。

「S」はSpace making（細胞が定着する足場ができる空間を設けること）の意味。

最後の「S」はStability（移植する材料が動くと骨再生ができにくいため固定すること）の意味である。

◆骨造成

家を建てる時に土地の造成を行うように、立体的に骨の土台を造り上げること。また骨増生とは骨の細胞が増えること。

うことです（図3－9）。

どれも重要なファクターですね。スペースメイキングって、まさにがーくんの好きなジャングルジムの大きさに関係してきますね。

そうだね。

さて、勉強になったところでサトウ先生、ヤマダさんのインプラント埋入を執刀しますか？

え！　いいんですか？　ぜひやらせてください！

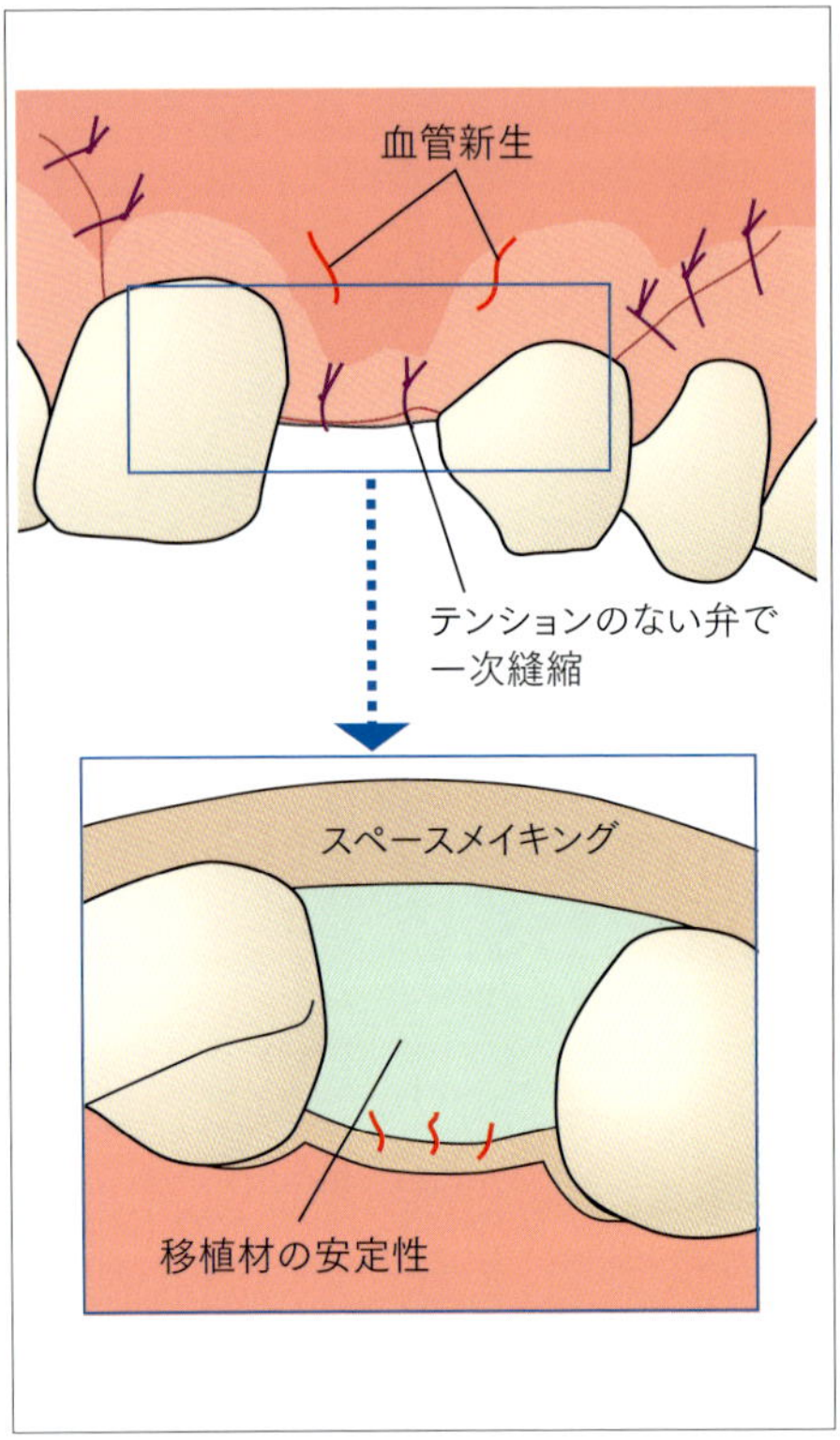

図3-9　PASSの法則。

そのために重要なことは・・・

ボクたちを上手にコントロールすることだよ！

了解！　2人ともありがとう！

期待しているよ。そろそろボクたちは帰るから。

では、来週症例検討会をしますから、それまでに術式の計画を立てて私に見せてくださいね。

②症例検討会

天満グー歯科医院の医局でタナカ院長、ウエダ先生、サトウ先生で症例検討会が開かれています。サトウ先生。少々緊張気味です。

今日はヤマダさんへのインプラント埋入術について検討する前に、まずウエダ先生が埋入したヨシダさんへのインプラント脱落症例について検討しましょう。では、ウエダ先生、よろしくお願いします。

よろしくお願いします。ヨシダさんの下顎右側臼歯部にインプラントを埋入しました。術直後は経過良好でしたが、術後1か月後から同部位の違和感があり、疼痛に変わりました。その時に撮影したエックス線写真がこれです（図3-10）。ヒーリングアバットメントが動いており、インプラントのロストがわかりました。すみません・・・。

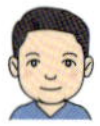

はい、ウエダ先生、ありがとうございます。サトウ先生、失敗からも学ぶことは多いです。失敗学という学問の中に米国の軍隊でも行っているAARという手法があります。これはAfter Action Reviewの略で事後検証、言わば「反省会」です。ウエダ先生が執刀した時の動画がありますので、見ていきましょうね。

全員がパソコンに映し出された動画を見ています。

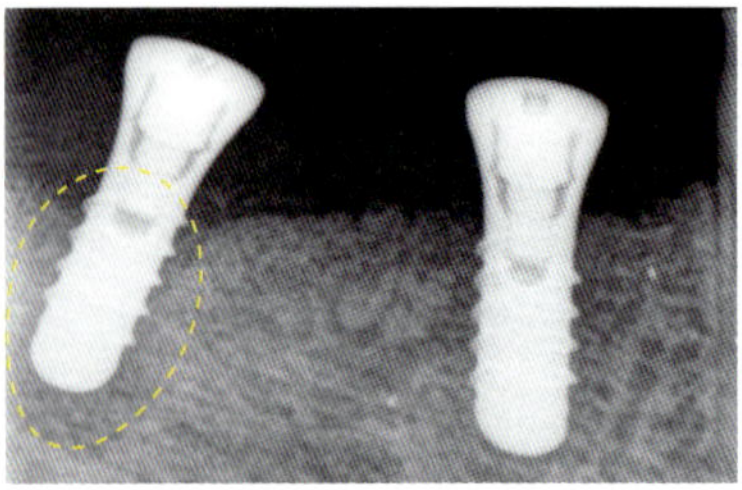

図3-10　下顎右側後方のインプラント体の周囲（点線部分）に透過像を認める。周囲の骨が吸収していることがわかる。

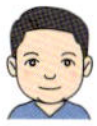

動画を見た限りでは、切開と剥離は問題なさそうですね。ただ粘膜骨膜弁の剥離はやや雑ですね。口腔外科のマイナーサージェリー、ま、私自身はこの言葉は好きではありませんが、小手術で大事なことは骨膜を丁寧に扱うことです。ここに私が埋伏抜歯した時の論文（注4）がありますので、お2人ともあとで参考にしておいてください。

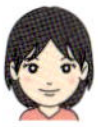

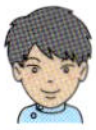

わかりました。

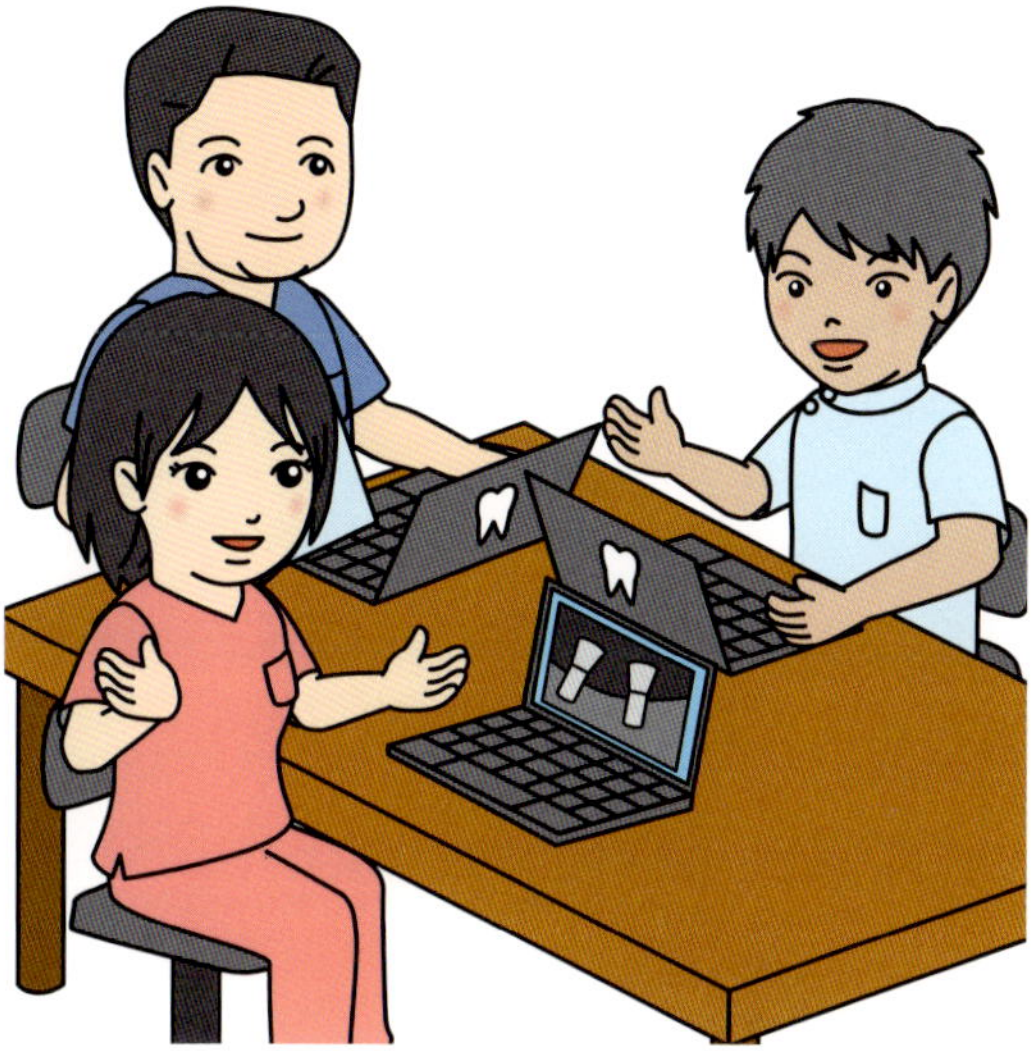

マイナーサージェリー

全身麻酔で行うべき外科矯正手術や悪性腫瘍切除後の大がかりな再建術などをメジャーサージェリーと呼び、埋伏抜歯術、歯根端切除術などの開業歯科医院でも行える手術のことをマイナーサージェリーと呼ぶ。

注4：柴原清隆．マイクロスコープ下の低侵襲下顎水平埋伏智歯抜歯．the Quintessence. 2018；37（7）：1455-1457.

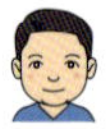
さて、問題のドリリングですが・・・、あ〜。サトウ先生、これを見てどう思いますか？

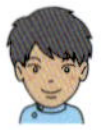
大学病院の研修医時代にインプラント手術の介助についたことがあるんですが、その時の執刀医の先生に比べたら明らかに早いですね。

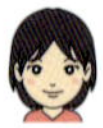
え？　こんなもんじゃないですか？

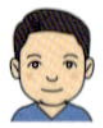
ウエダ先生のドリル操作は明らかに早いですが、一番問題なのはドリルした穴に冷却水が効果的に入ってないことです。骨は47℃、1分間で不可逆的な火傷を起こす（図3-11）といわれています。ウエダ先生、ヨシダさんのロストの原因は火傷ですね。

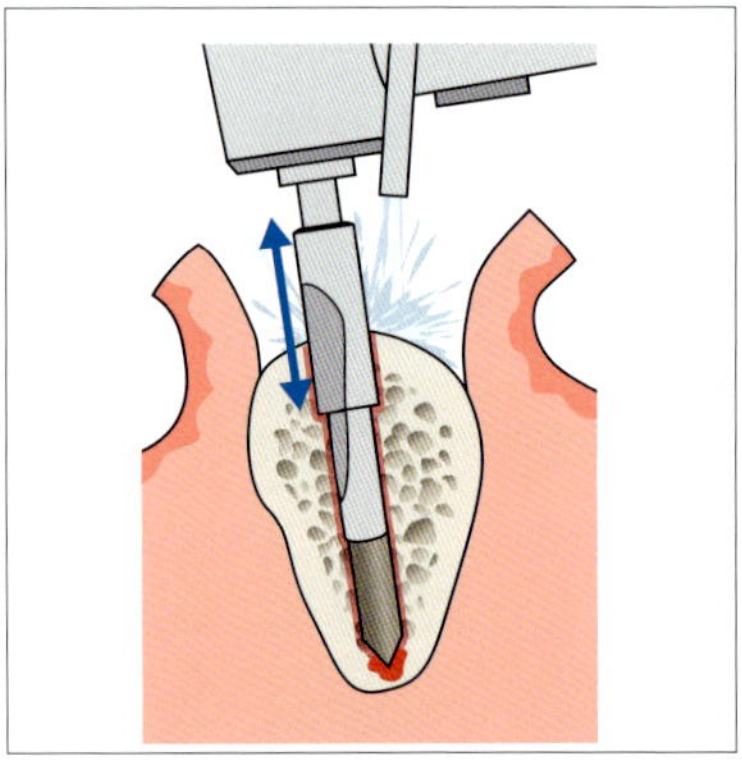

図3-11　ポンピング操作とともに十分な注水が必要。注水が不十分だと骨内は47℃・1分間で火傷してしまう。

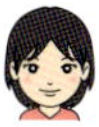

わかりました・・・。反省します。ではどうすれば良かったでしょうか？

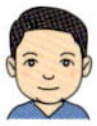

サトウ先生、わかりますか？

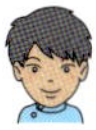

インプラント窩に冷却水を行き渡らせるようにすることですね。

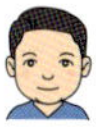

具体的には「ポンピング操作」が大事ですね。ドリルの入れ抜きを大きくゆっくりとやることです。

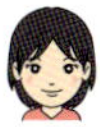

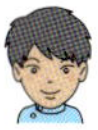

わかりました。

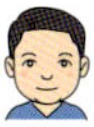

さて、ウエダ先生、そのあとはどうされましたか？

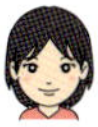

院長もご存知のとおりヨシダさんに説明してインプラントはもう撤去しました。インプラントの周囲の骨も吸収していましたので、粘膜と骨のある程度の治癒を待って、再度インプラント埋入術を行うことで了承を得ました。次の埋入術は院長にお願いしてよろしいですか？

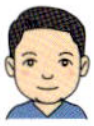

いや、ここはウエダ先生が行ってください。責任は私が持ちますし、アシストに入りますから。と言うのもこれは口腔外科医を訓練するための基本理念なのですが、うまくいかなかった手術は二度とやりたくないものです。しかし、そこで逃げてしまうと一生その手術ができなくなってしまいます。同じ手術をすぐに執刀することでその困難を乗り越えるのです。これは私

ポンピング操作
インプラントを埋入する孔を掘っていく際に骨が火傷を起こさないように冷却用の注水を確実に行うためポンプを上下させるようにドリルを大きなアクションで出し入れすること。

の恩師が常々おっしゃっていました。ですので、ウエダ先生、お願いします。

わかりました！　ありがとうございます。

タナカ院長、質問です。なぜインプラントが脱落するのですか？

おぉ。タイミング的にいい質問です。ウエダ先生、答えていただけますか？

骨が火傷して骨が吸収したところに口腔内の細菌が感染して、重度の歯周病のようになったからではないでしょうか？

歯周病専門医としてはベストな回答ですね。だけど近年のコンセンサス会議では違う意見も出てきているのです。2012年にスペインのエステポナという場所で行われた会議では興味深いことが提唱されたのです。

あ、デンタルインプラントロジー（注5）に載っていましたね。トーマス・アルブレクソン先生の意見ですね。

あー、知っているよ。その人。

ウエダ先生、本当ですか？

スウェーデンに留学していた時にお姿を拝見したよ。

注5：宮本郁也，神保　良，黒嶋伸一郎，黒江敏史，澤瀬　隆．大特集 Esteponaコンセンサス解体新書―インプラント周囲骨吸収に対する新たな見解―．Quintessence DENTAL Implantology. 2016；23（4）：506-525.

◆トーマス・アルブレクソン

近代インプラントの祖である。Dr.・ブローネマルクの弟子にあたり、インプラントに関わる業績はほかの追随を許さない。イエテボリ大学の生体材料研究所の教授であり、インプラント体の表面性状をはじめとする開発に多大なる貢献を行った。

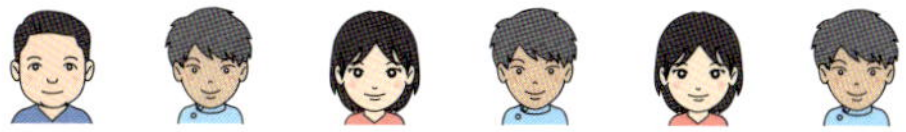

へぇ〜。ウエダ先生、留学していたんですね・・・。ヘェーッ。ヤン・リンデ先生もご存知ですか？

もちろん！　言ってなかったっけ？

それであのオペを・・・。

ナーニーか〜？

あ、いえ、何も・・・。

まぁまぁ。で、そのアルブレクソン先生が言ったのが、「いわゆるインプラント周囲炎と言われている状態は、決してすべてが細菌感染による炎症を惹起したことによるものではない。よく生体異物反応と呼ばれているが、

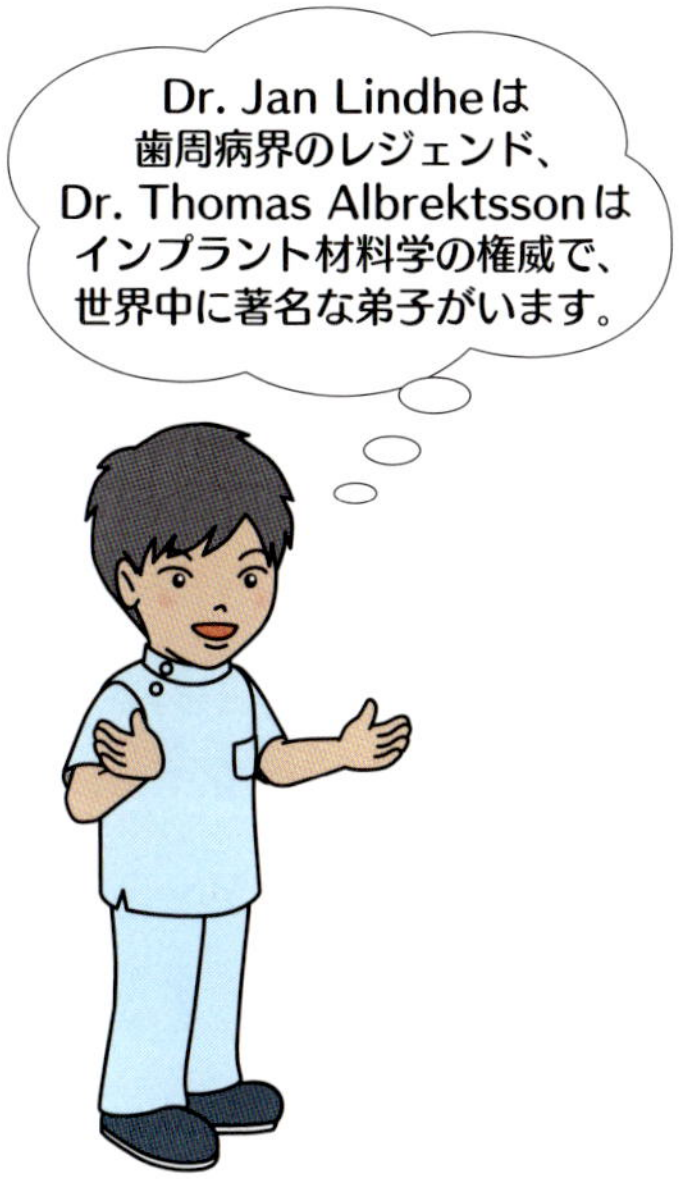
Dr. Jan Lindheは
歯周病界のレジェンド、
Dr. Thomas Albrektssonは
インプラント材料学の権威で、
世界中に著名な弟子がいます。

◆**ヤン・リンデ**
イエテボリ大学の歯周病科の教授でインプラントと歯周病学のまさに、レジェンドである。

その言葉が一人歩きしていると懸念されている」というコメントなんです。アルブレクソン先生は、「インプラントは生体内では異物均衡反応を呈している（図3-12）」と言っています。これはとても面白いコメントです。

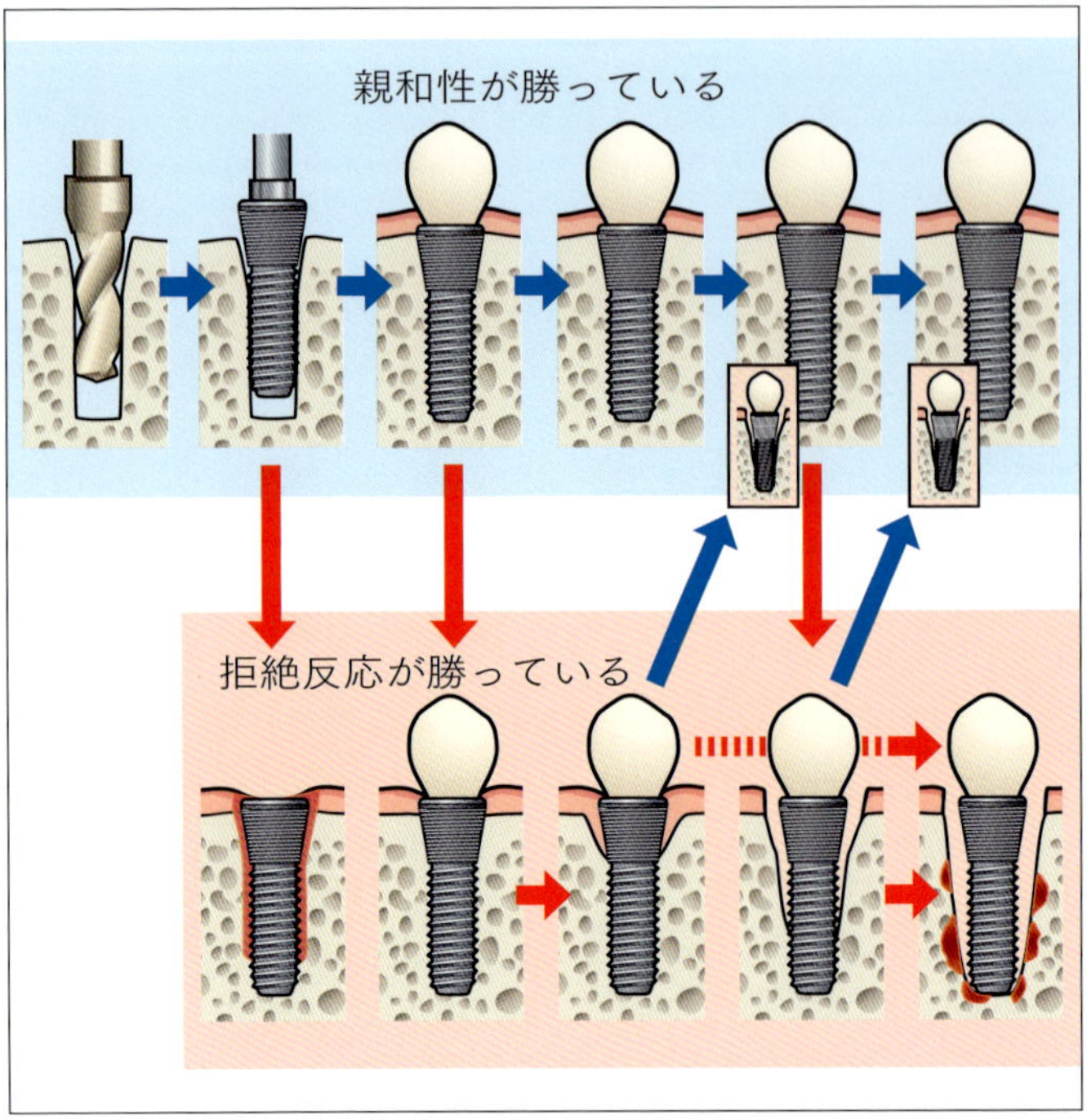

図3-12　異物としてのインプラント体は生体内で拒絶反応と親和性のバランスを取り骨内に残っている。上段は親和性が勝っていて、骨内にとどまっている。下段は拒絶反応が勝っていて、生体がインプラント体を除去しようとして骨吸収を惹起している（Albrektsson. Is Marginal bone loss around oral implants the result of a provoked foreign body reaction? 2014；Clin Implant Dent Relat Res16（2）：155-165より引用改変）。

◆**異物均衡反応**
生体から外に異物を出そうとする働きと生体内にとどまろうとする働きのバランスが取れていること。

一部の歯周病専門医は否定してますけど・・・。

そうですね。ペリオの専門の先生方は「周囲炎は細菌感染である」と断言されてますから・・・。

揉めそうな予感・・・。

でもヨーロッパでは決して揉めてないみたいよ。

そうなんです。このエステポナでもそうそうたるメンバーがそろっていたのですが、その中に著名な歯周病専門医がいましたしね。

よかった、よかった・・・。

日本の病理の先生方はこんなことも言っていますよ。「インプラント治療は『常態』を『機能的に優れた病態』にすることなのです」とね。インプラントという異物を生体内に入れていることは、言わば「病気の状態」なんですね。

あ、それ講義で聴きました。かなり強調されていましたので覚えています。

うちも日本の大学でそう習ったよ。

へ〜っ、ウエダ先生も知っていたんですね。それであのオペを・・・。

ナーニーか〜？

はいはい。ちょうどアルブレクソン先生の話も出てきたことですし、インプラントを成功させるための話をしましょう。

③成功のための6つの鍵

あ、タナカ院長、「成功のための6つの鍵（注6）」ですか？

おー。サトウ先生、さすが予習してきただけあって、じゃあちょっと解説してくれますか？

はい。1981年にトーマス・アルブレクソン先生が提唱したインプラント成功のための6つの要素ですが・・・。

え〜っ、材料特性、デザイン、表面性状、骨の状態、外科手技、荷重条件・・・。

もうウエダ先生〜。今、せっかく言おうと勉強してきたのに〜。

まぁまぁ。じゃあもう一度、サトウ先生。

注6：Albrektsson T, Brånemark PI. Osseointegated titanium implants. Requirements for ensuring a long-lasting, direct bone anchorage in man. Acta Orthop Scand 1981：52（2）：155-170.

はい。①インプラント体の材料特性、②インプラント体のデザイン、③インプラント体の表面性状、④患者の骨の状態、⑤外科手技、⑥荷重条件、の6つ（図3-13）です。

よくできました。それでは、それぞれがどうなっていればいいのでしょうか？

はい！（ゆうべがーくんとはーくんにしっかり聴いてきたもんね）。①のインプラント体の材料特性は以前はいろんな金属やサファイアなどの結晶体が使われていましたが、今はチタンで統一されていますね。

そうですね。ついでに言うとジルコニアという材料も使われていますね。

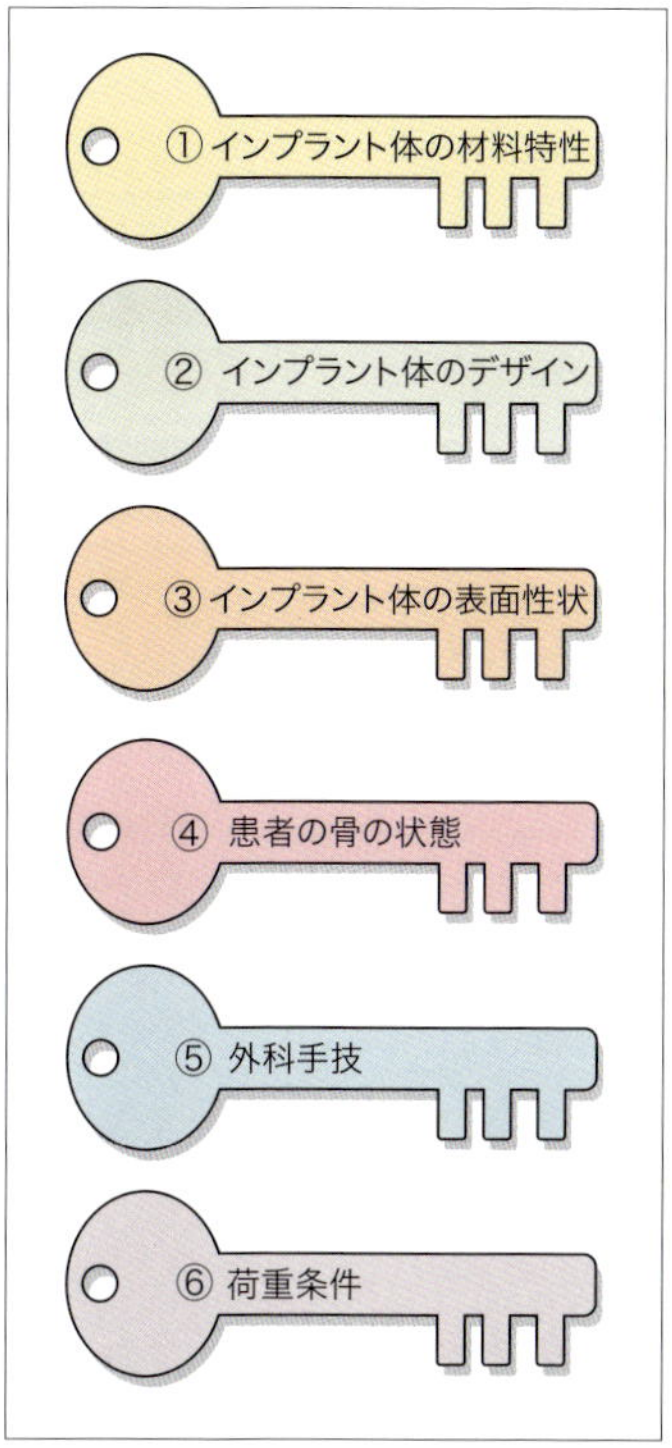

図3-13　アルブレクソンが提唱したインプラント成功のための「6つの鍵」。

はい。元素名で言うとジルコニウムですが、チタンと親戚みたいな関係で周期表では同じ列ですね。チタンとジルコニウムの合金も使われます。

合金にして良いことは？

強度が増すそうです。

そうですね。次どうぞ。

はい。②インプラント体のデザインですが、昔はブレード型（図3-14）やサブペリ（図3-15）と言って粘膜下の印象を採って鋳造体でフレームを作ることもあったそうですが、今はスクリュー型になっています。

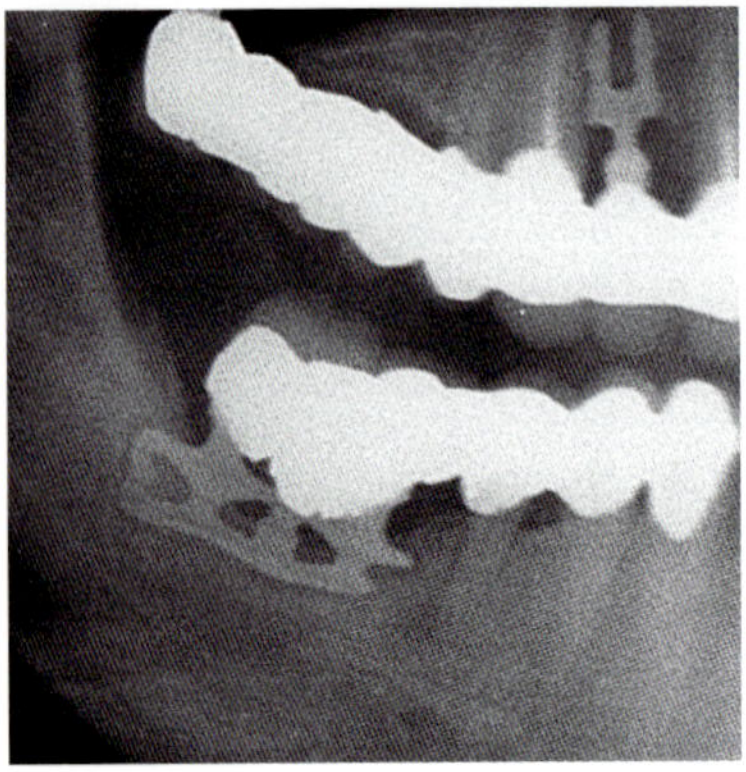
図3-14　ブレード型インプラント。下顎右側臼歯部と上顎右側小臼歯部に入っている。

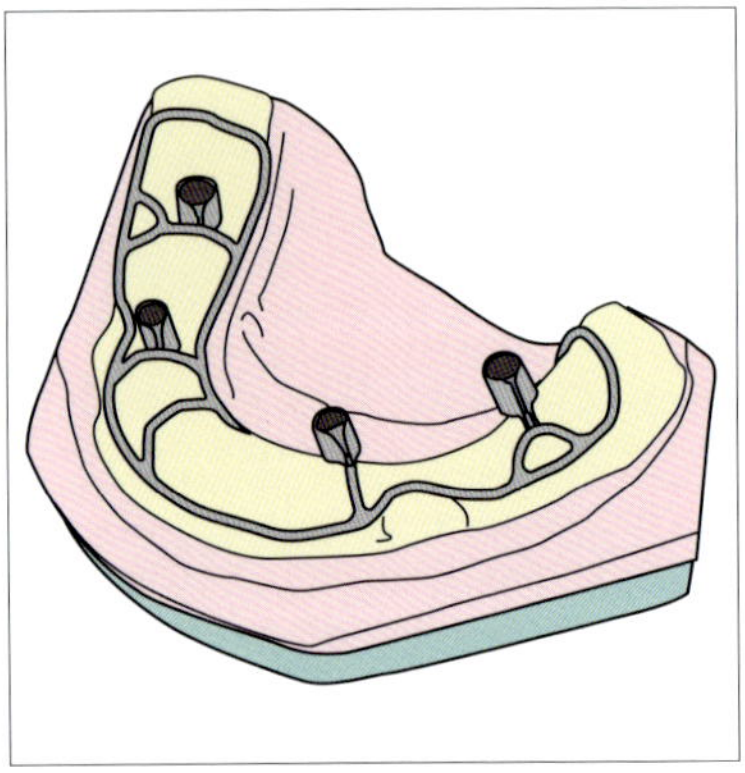
図3-15　サブペリインプラント。粘膜下（サブペリオスティール）という意味である。

◆**サブペリ**
サブペリオスティールインプラント（Subperiosteal Implant）の略。骨膜下インプラントとも言う。

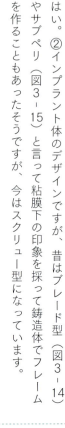

うーん、私もさすがにサブペリは見たことはありません。それにスクリュー型にもいろいろありますしね。

はい。各メーカーがネジの部分にこだわりを持って作っていまして、がーくん・・・いえ、骨芽細胞が好む形態にしようと必死なようです。

よく調べてきましたね。付け加えると、今は骨の「配向性」に考慮したデザインのインプラント体も作られているようです。詳しくはこのデンタルインプラントロジー（注7）を読んでくださいね。

はい！　読みます。次に③インプラントの表面性状ですが、これは調べるのが大変でした。でも結局は中等度の粗面に一番骨ができやすい（図3-16）、とのことでした。あとは親水性が大事だそうです。

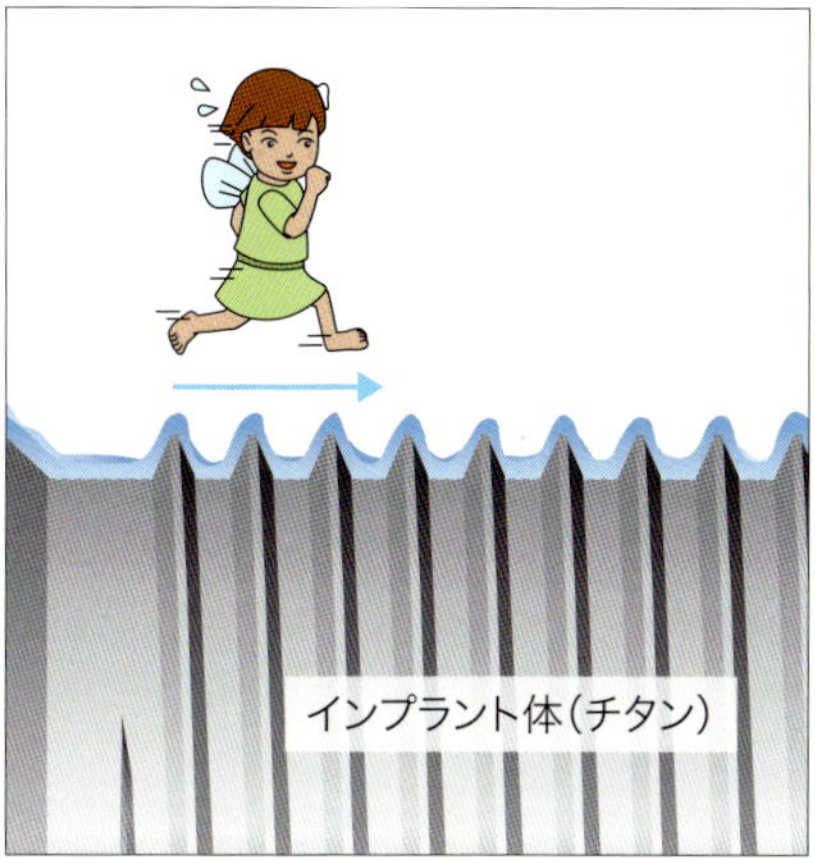

図3-16　インプラント体表面に親水性があると骨芽細胞は遊走しやすい。

◆配向性
コラーゲン線維の並び、優先配列方向のこと。

注7：黒嶋伸一郎，宮本郁也，澤瀬　隆．特集2 いまこそ知りたいインプラントと“骨質”の本当の関係．Quintessence DENTAL Implantology. 2018；25（2）：218-230

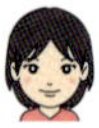
まぁ〜、言うだけなら簡単だもんね。

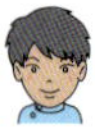
ウエダ先生に言われたくありませんよーだ！

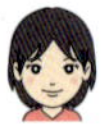
ナーニーか〜？　サトウ先生、明日、質問攻めの千本ノックをやってやるとよ！

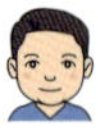
コラコラ。さて、親水性が重要だとのことですが、それはなぜでしょうか？

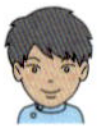
インプラント体表面に血液が付着しやすいからですよね。そうするとジャングルジムが・・・。

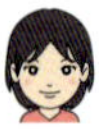
ジャングルジム？

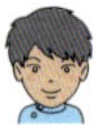
えーっと、骨芽細胞が乗る足場ができやすいのです。

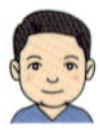
そのとおりです。ここまでの3つがインプラント体についての要素でしたね。今、サトウ先生に言ってもらったようにこの3つは今までたくさんの研究者、臨床家たちの絶え間ない努力のおかげでかなりのことがわかってきて、ある程度集約されてきました。さてここからの3つが患者、すなわち宿主側と術者側のファクターになります。続けてください。

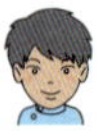
はい。④患者の骨の状態です。これはフランク・レノア先生が提唱した「BHP」が一番わかりやすいかと思います。

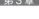

◆**BHP**
Ｂｏｎｅ　Ｈｅａｌｉｎｇ　Ｐｏｔｅｎｔｉａｌの略。骨の治りやすさを患者の全身状態別に3段階に分けている。

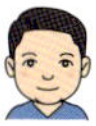
私の臨床経験でもこのＢＨＰはホントによくできていまして、喫煙者と糖尿病患者はとくに注意が必要です。と言うか、ね、ウエダ先生。

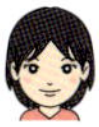
はい。ヨシダさんは糖尿病でヘビースモーカーでした。

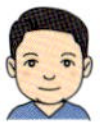
今では私はスモーカーには禁煙達成、糖尿病患者はＨｂＡ１ｃが改善するまでインプラント治療はしませんね。

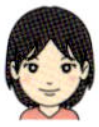
はい・・・。気をつけます。

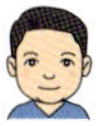
インプラント治療の術前には今のＢＨＰに３つ指標を付け加えて４つの指標（図３-17）としてインプラントオペに臨んでいます。それをＱＢＱと

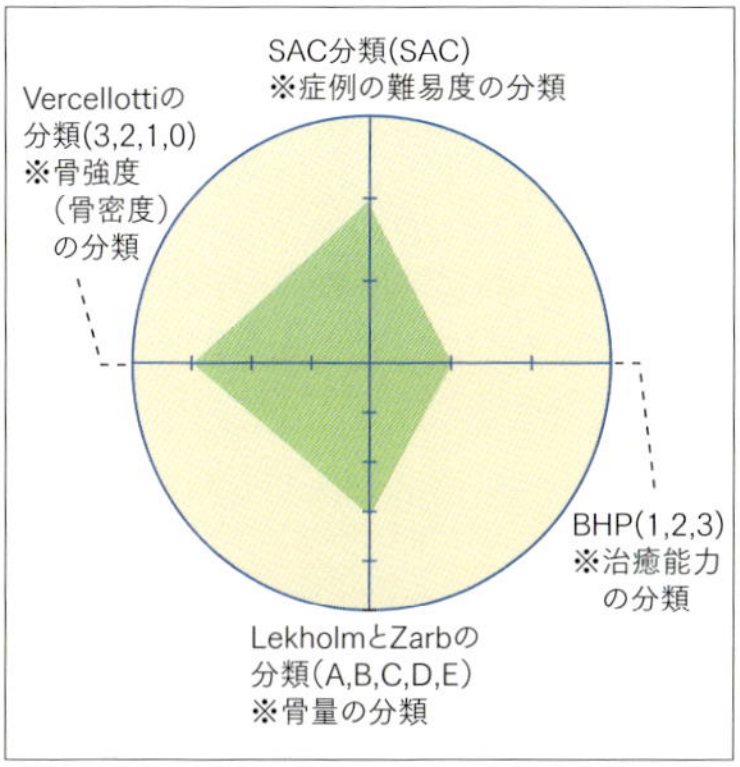

図3-17　QBQ（Quadangle of Bone Quality）。骨の性質を表す四角形（柴原清隆．CD-Lift，安心，安全を考慮した歯槽頂アプローチ．The Journal of Oral Implants 2012；52：111-122より引用改変）。

呼んでいます。それだけ患者の骨の状態を評価することは重要であると言えますね。わかりますか？

はい！

では⑤は？

はい。⑤外科手技ですが、これがまた・・・。

これも調べるのが大変だったでしょう？　何しろ、この外科手技は今や世界中のインプラントロジストが注目しているファクターで、インプラント系の国際雑誌はこれについての論文がアクセプトされやすいようですよ。調べてみて何かわかりましたか？

はい。ウエダ先生のようにしない、ということを学びました。

うっ！　ま、そのとおりよね。

骨はとにかくジェントルに優しく扱うことが重要ですね。はい、最後の⑥は？

はい、⑥荷重条件ですが、以前はインプラント埋入後には「上顎は6か月、下顎は3か月待つ」と言われていましたが、今は変わってきているようです。

いつの時代の話よ？

ずいぶん前ですよ。ウエダ先生はよくご存じですよね？

私を昔の人だと？　あんたと世代はそんなに変わらんよ。

ボクと同じ経験値ですか。だからあのオペを・・・。

ナーニーか～？

まぁまぁ、夫婦漫才《めおとまんざい》はそのぐらいにして、先ほどサトウ先生が解説してくれたようにインプラント体の大いなる発展と臨床からのフィードバックのおかげでインプラント治療は劇的に変化しましたね。とくにこの荷重条件が短くなってきて、今ではいつでも荷重かけてOKというインプラント体も出てきています。さすがにそこまでいかなくても、埋入後に補綴ステップに行くまでの期間がかなり短くなってきているのは、われわれ施術側にとっても患者側にとってもいいことだと思いますね。

院長はどれくらい待たれますか？

今は上顎だと8週間。下顎だと3週間で印象を採りますよ。でもこれは術前に患者の状態をきちんと精査・分析してから、かつ術中の手の感触も重

◆**手の感触**
ドリリングした際に手にフィードバックしてくる感覚。骨の硬さや性状を読み取ることができる。

要になってきます。

はい、わかりました！

さて、サトウ先生が担当するヤマダさんについてですが、術前の知識の整理としては、今までの説明でいいですかね？

とても勉強になりました！

失敗しないようにね。

ガンバリマス！

④インプラントってどうやって骨にくっ付くの？

サトウ先生のヤマダさんへのインプラント埋入手術が無事終了したようです。

タナカ院長、ありがとうございました。おかげで何とか埋入できました。

よくできたと思います。

ところでタナカ院長、昨夜、もう一度手術計画を見直しながら、ウエダ先生から以前聞かれていたことを思い出しまして。

なんでしょう？

インプラントってどうやって骨にくっ付いているのですか？

おー。ついにその疑問にたどり着きましたね。サトウ先生の年代なら大学の講義でインプラント学がありましたよね。私が学生の時はなかったのですよ。

はい。インプラントの講義と実習がありました。その時に「オッセオインテグレーション」という概念は習いました。

説明できますか？

はい。確か光学顕微鏡レベルでは骨とインプラントがくっ付いて、電子顕微鏡レベルではいろいろな分子を介在してくっ付いている、と覚えていますが・・・。

じゃあ、オッセオインテグレーションを議論する前に、せっかくですから、がーくんとはーくん、それとウエダ先生を呼びましょう。出でよ、がーくんとはーくん。

タナカ院長、あっという間に2人を呼び出しましたね。

タナカ先生、何かご用ですか？

◆インプラント学
解剖学などの基礎歯学から補綴歯科学など臨床歯学までを扱い歯科インプラント治療を安全に行うための学問。

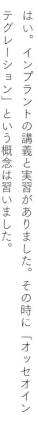

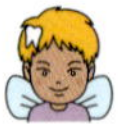
おいタナカ、相変わらず人使い、いや妖精使いが荒いな。

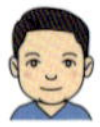
長い付き合いじゃないですか。今日はオッセオインテグレーションについて議論しましょう。

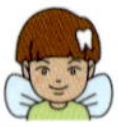
ついにここまでたどり着いたんだね。

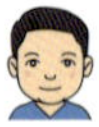
その前に、サトウ先生、ウエダ先生を呼んできてください。

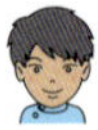
はい。ウエダ先生～、院長がお呼びです。

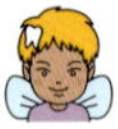
おい、タナカ、いいのか？

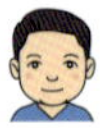
ん？　何がですか？

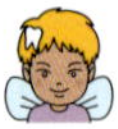
ウエダ先生はオレたちのこと知らないだろ。

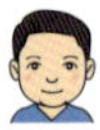
まぁ、問題ありませんよ。

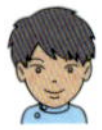
ウエダ先生を連れてきました！

インプラント患者の骨再生はなぜ起こる？

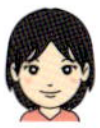

お待たせしました。何が始まるのですか？

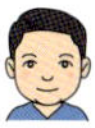

実は今からオッセオインテグレーションについて議論することになったのですよ。

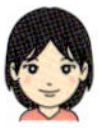

あ〜、P-Iの先生の話ですね。

P-I？

P-I（ペル・イングヴァール）＝ブローネマルク先生よ。知らんと？

いや、知っていますけど・・・。

Dr. Per-Ingvar Brånemarkはウサギの骨に埋めたチタン製のチャンバーが外れないことから「チタンと骨がくっ付く」ことを発見したんだ！

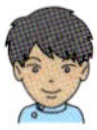

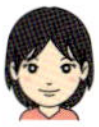

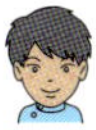

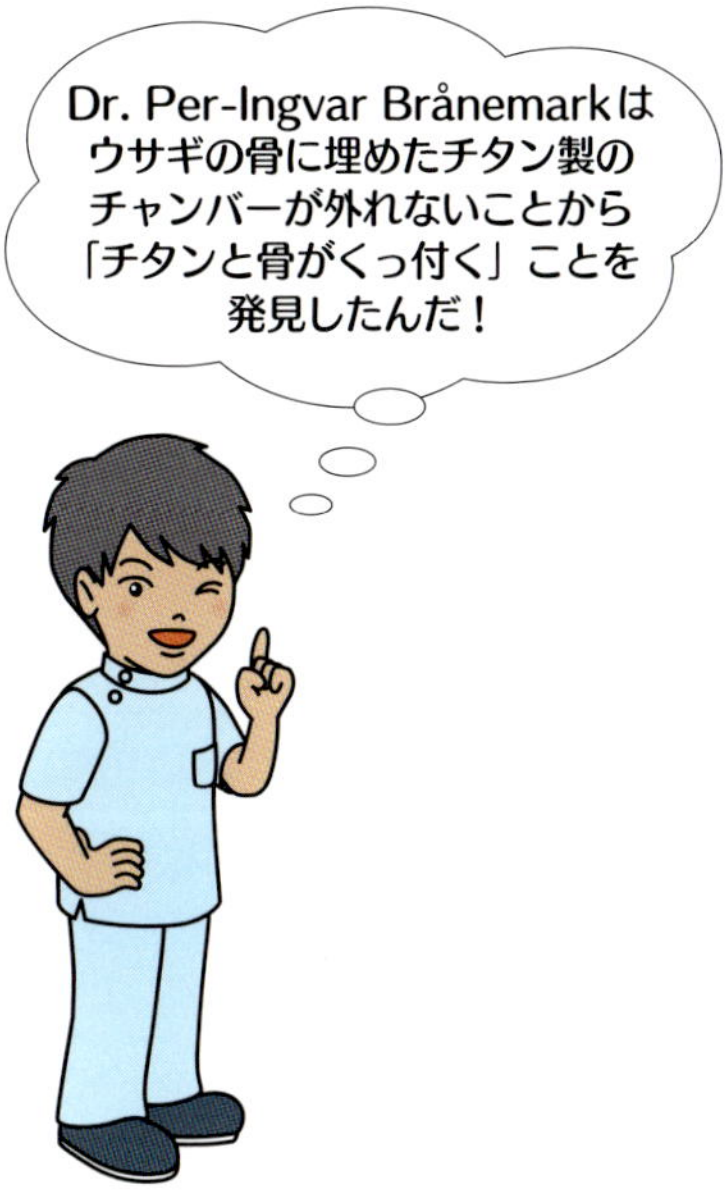

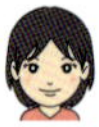
うちがとても尊敬していた先生よ。でも院長・・・。

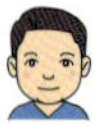
そう。惜しくも2014年にお亡くなりになられたね。われわれ歯科医師に多大なる発見と知見、そしてテーマを与えてくれた素晴らしき偉人ですよ。ね、はーくん。

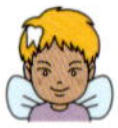
オレも大好きだった。

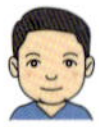
サトウ先生は学生時代にブローネマルク先生が「チタンと骨が結合する発見」について習いましたか？

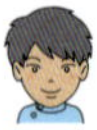
はい。そもそも血液循環の実験をしていた時にウサギの骨に埋めたチタン製のチャンバーがなかなか外れなくて「チタンと骨がくっ付く」ことを発見したと聞きました。

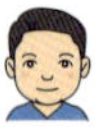
そうですね。それは・・・ね、がーくん。

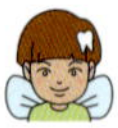
そう、ボクのイタズラなんだ。

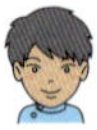
は？　がーくんのイタズラ？

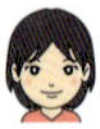
すいません、院長さっきから「がーくん」「はーくん」と、何をごちゃごちゃ言うてるんですか？

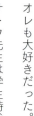

インプラント患者の骨再生はなぜ起こる？

そうそう、そうでしたね。すみません。われわれだけで話が進んじゃいましたね。ではせっかくですからウエダ先生にもわれわれの会話の中に入ってもらいましょう。

え？　どうやってですか？

ちょ、ちょ、仙人を呼ぶのか？

ホネ仙人大先生〜。

タナカ院長に呼ばれて、ホネ仙人が再び登場です。インプラントと骨の結合についてホネ仙人はどんな話をするのでしょうか。またオッセオインテグレーションでは、がーくん（骨芽細胞）、はーくん（破骨細胞）はどんな働きをするのでしょうか。ディスカッションが始まります。

ホ、ホネ仙人！

うわ〜。ナニナニ？　わわ！　だ、誰よ、このおじいさん！

コラーッ！　ホネ仙人大先生と呼ばんか！　どうしたのじゃ？　タナカ。お、サトウもおるの。と言うかタナカ、若い者の教育がなっとらんぞ！

はーくん（破骨細胞）とがーくん（骨芽細胞）はオッセオインテグレーションにどうかかわっているのか？

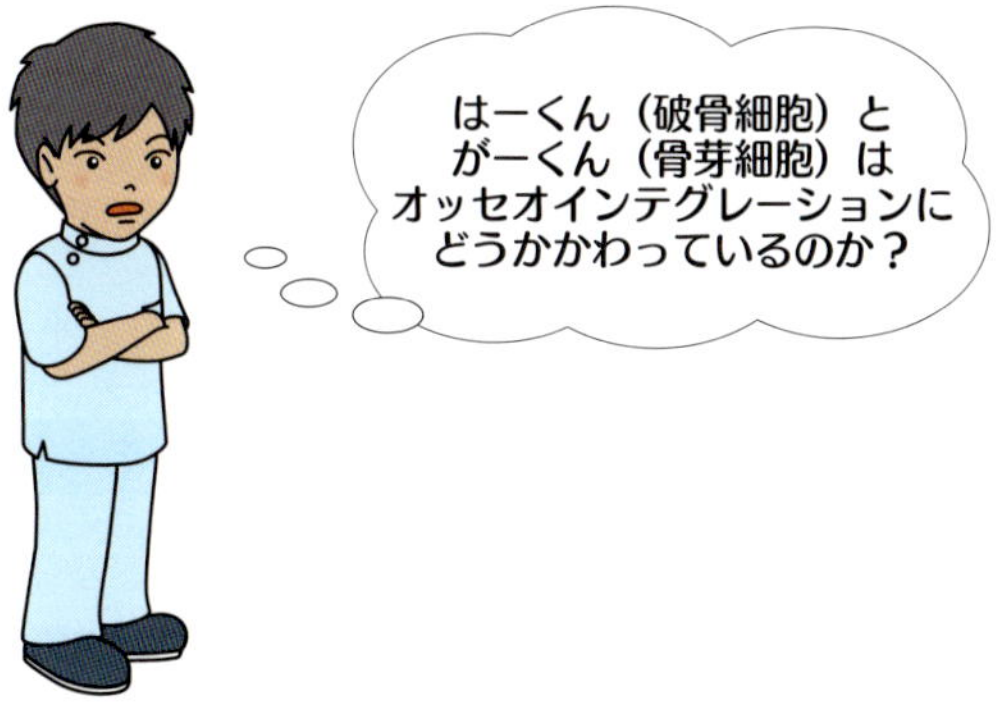

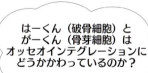

オヤッ、はーくん。コラーッ！　おぬし、黙ってわしの大事な杖を持っていったじゃろ。ほれ、出すのじゃ。

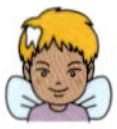
そこまで怒らなくても。グースカ昼寝をしているのが悪いんだよ。

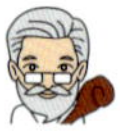
いいからわしの杖をよこさんか。で、タナカよ、何か用かな？

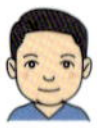
はい、実は今からオッセオインテグレーションについてみんなで議論しますので、このウエダ先生にもがーくん、はーくんが見えるようにしてくださいませんか？

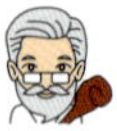
それはお安いご用じゃが、良いのかの？

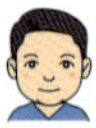
お願いします。

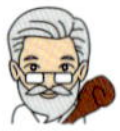
では、この杖をこうやって、ホホイのホイ！

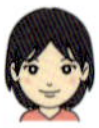
うわ〜っ。ナニナニ？　わわ！　今度は何よこの子たち！

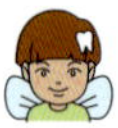
がーくんと。

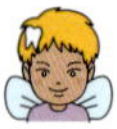
はーくん様だ。

骨芽細胞と破骨細胞の妖精ですよ。ウエダ先生。

カワイイ〜〜。

最初の感想が「カワイイ〜〜」ってウエダ先生らしいです。

じゃぁ、わしはもういいかの？

いやいや、せっかくですからホネ仙人大先生も一緒にオッセオインテグレーションの議論に参加してください。

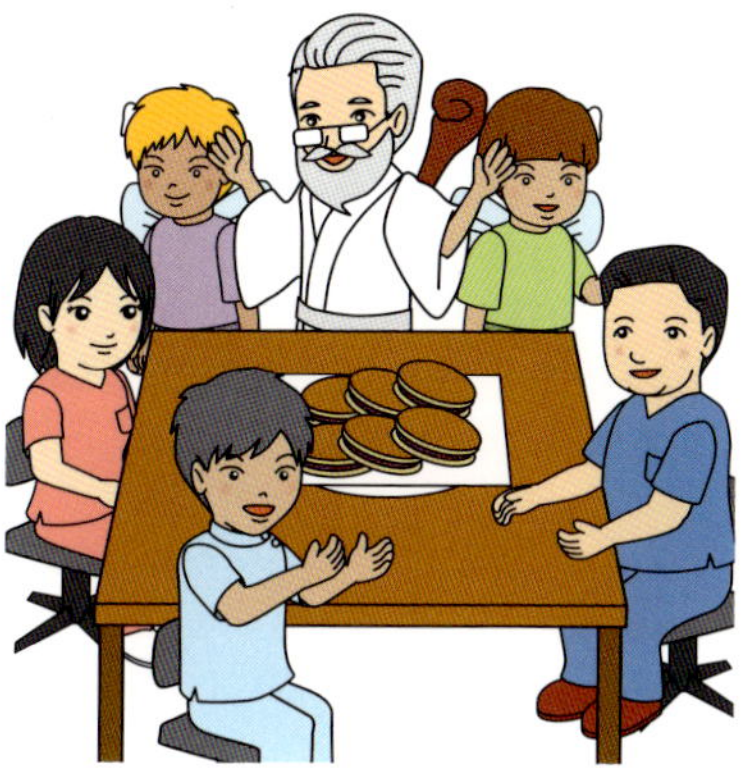

チタンってなぜ骨とくっ付くのかという話をしているんです。

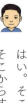

そこで、まずはチタンが骨と結合するのを見つけた歴史を、はい、サトウ先生。

え！ いきなり私ですか？ えっと、先ほども言いましたが、ブローネマルク先生が血液循環の動物実験をウサギかなんかでしてまして、チタンでできた実験器具、チャンバーをウサギの大腿骨から取ろうとしたら、くっ付いていて取れなかったってことでしたよね。

はい。そこでブローネマルク先生はチタンと骨が結合することを見つけて そこからすごい年月をかけて動物実験、そして臨床応用に入って、そこでも時間をかけて臨床結果を積み重ねてからやっと発表したんですよね。

歴史的には顎の骨に何かを差し込んで歯を作る、ということは有史からやられていたんじゃが、骨とくっ付くものに歯を作るというまぁ言わば近代インプラントというべき道筋を開いたという意味では画期的じゃな。

器具が外れないのをチタンと骨がくっ付くという発想になるのが偉人たる所以《ゆえん》ですよね。常人では「なぜ？」とはならない。

ついでに言うとな、何もチタンだけではなく、金属であればあらゆるものが骨とくっ付くといわれておるのじゃ。しかし地球上に多く存在することと、加工のしやすさ、電位的な問題もあって広くチタンが使われているというわけじゃ。

◆**電位的な問題**
ここでは生体内で不動態になるチタンはイオン化傾向の面でほかの金属よりも性質的に安定しているという意味。

最近、市場に出ているチタンとジルコニウムの合金もくっ付くんですよね。

そうじゃ。ジルコニウムも骨とくっ付くわけじゃな。

でも、そのくっ付く機序はどうなっているんですか？

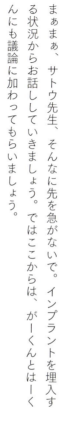

まぁまぁ、サトウ先生、そんなに先を急がないで。インプラントを埋入する状況からお話ししていきましょう。ではここからは、がーくんとはーくんにも議論に加わってもらいましょう。

了解！

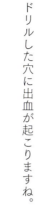

インプラントを埋入するためには、まずは骨にドリルで穴を開けますよね。
そうすると何が起こりますか？

ドリルした穴に出血が起こりますね。

そう！　それが大事なのです。それはなぜですか？

え？　なんでだろう？　えっと・・・。

オレは何由来？

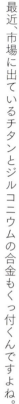

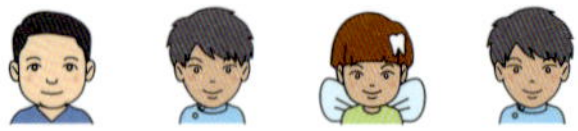

血液（造血幹細胞）由来。あ！　はーくんが生まれやすい！

そう！　そしてボクが好きなのは？

えっと、がーくんが好きなものは・・・。ジャングルジム。フィブリンのネットワーク（図3-18）か。

そうですね。まずはドリルの形成窩に血餅が溜まることが大事なのです。

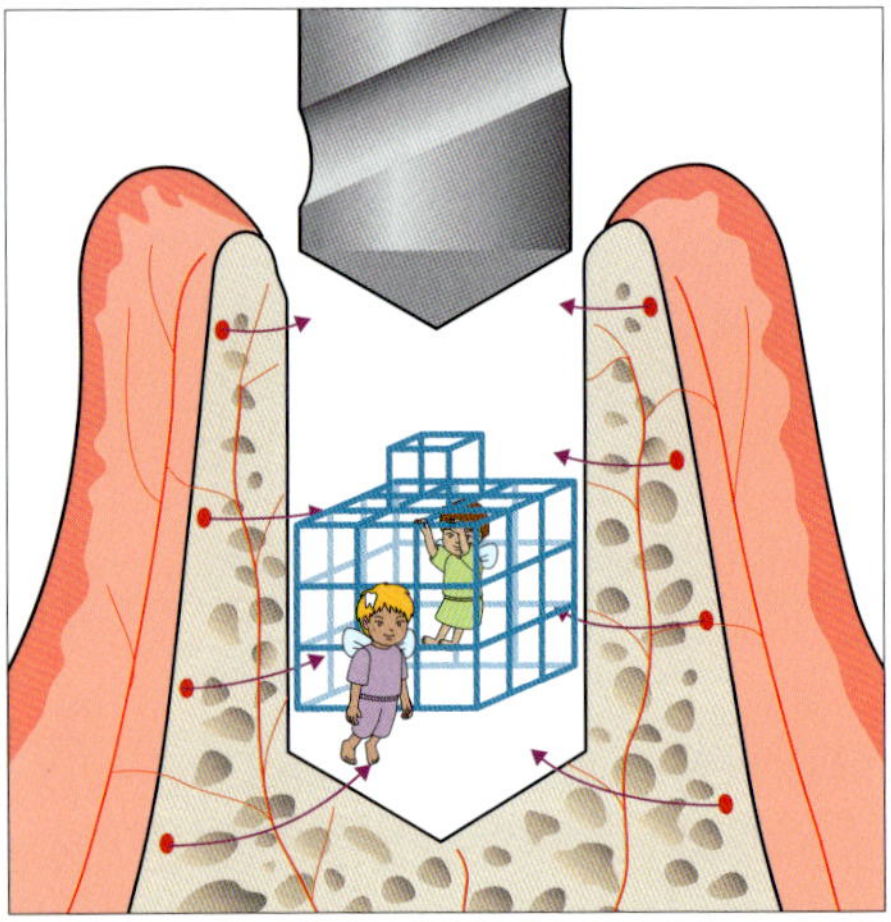

図3-18　ドリルによって歯槽骨に開けられた穴より出血を促し、フィブリンのネットワーク（ジャングルジム）を作りやすくする。

抜歯窩の治癒と同じですね。

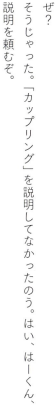

そう！　まさに抜歯窩の治癒と同じ要素が重要になりますね。

フィブリンのネットワークがどんどんできてきて、がーくんの遊び場が増える・・・というわけですね。

そのとおり！　そしてはーくんが増えるとボクも増えるンだ。

え？　チョット待って！　はーくんが増えるとがーくんも増えるのはなぜ？

そうじゃった。「カップリング」を説明してなかったのう。はい、はーくん、説明を頼むぞ。

オレが、がーくんを元気にする。はい、オシマイ。

早っ！　それだけ？

早いのはオレの特技だ。

◆**カップリング（Coupling）**
骨芽細胞と破骨細胞はお互いにサイトカインを放出し合ってコンビを組んで生体内で働いていること。

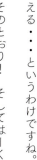

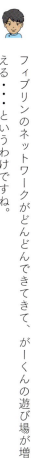

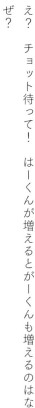

端的すぎたのぉ。はーくんはサイトカインを出してがーくんが活性化するのじゃ（図3-19）。サイトカインはわかるかの？

「おやつ」ですね。

そうじゃ。がーくんとはーくんはお互いがお互いに元気になるサイトカインを放出することでインプラントの周囲に骨ができていくんじゃ。詳しく言うとな、はーくんが古い骨を吸収して、その隣でがーくんが新しい骨を作っていく。これを「かっぷりんぐ」というんじゃ。これによって新しい骨ができていくことを「リモデリング」というんじゃな。

そう！　リモデリング！

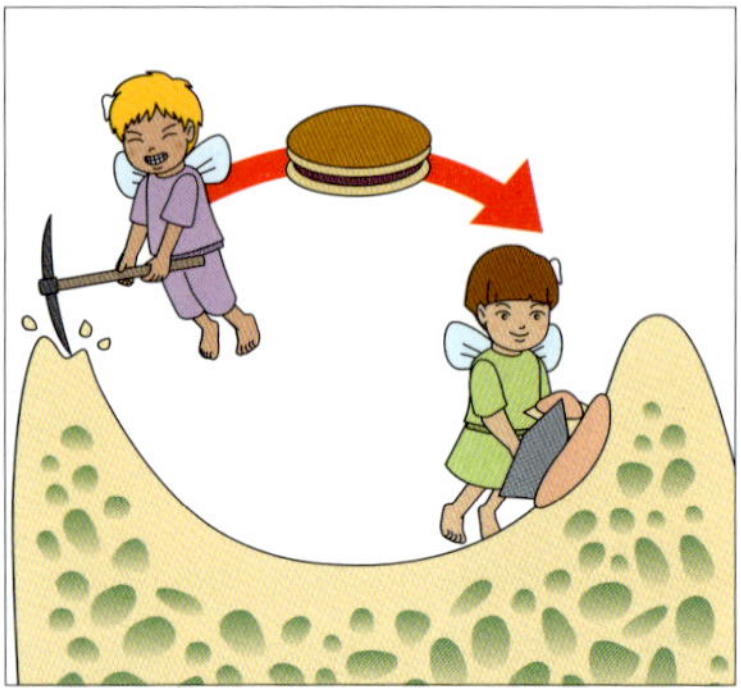

図3-19　はーくんが、がーくんにおやつ（サイトカイン）をあげるとカップリングが起こる。その結果、新しい骨ができる（リモデリング）。

◆**リモデリング（Remodeling）**
壊して作るということ。骨代謝では重要な反応である。

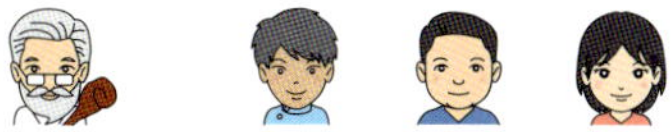

「モデリング」とは違うとよね。骨が大きくなっていくことがモデリング（図3-20）。子供の背が伸びるのに必要やね。

そうですね。大きくなった骨が新陳代謝で新しい骨になっていくことをリモデリングと言うのですよね。

なるほど！　わかりやすいですね。ということはインプラントのために歯槽骨に開けた穴が骨で埋まることで結果としてインプラントと骨がくっ付いているように見えているだけ、ということですか？

いいところに気がついたの。おぬしが知りたいのはチタンと骨の界面はどうなっておるか、じゃろ？

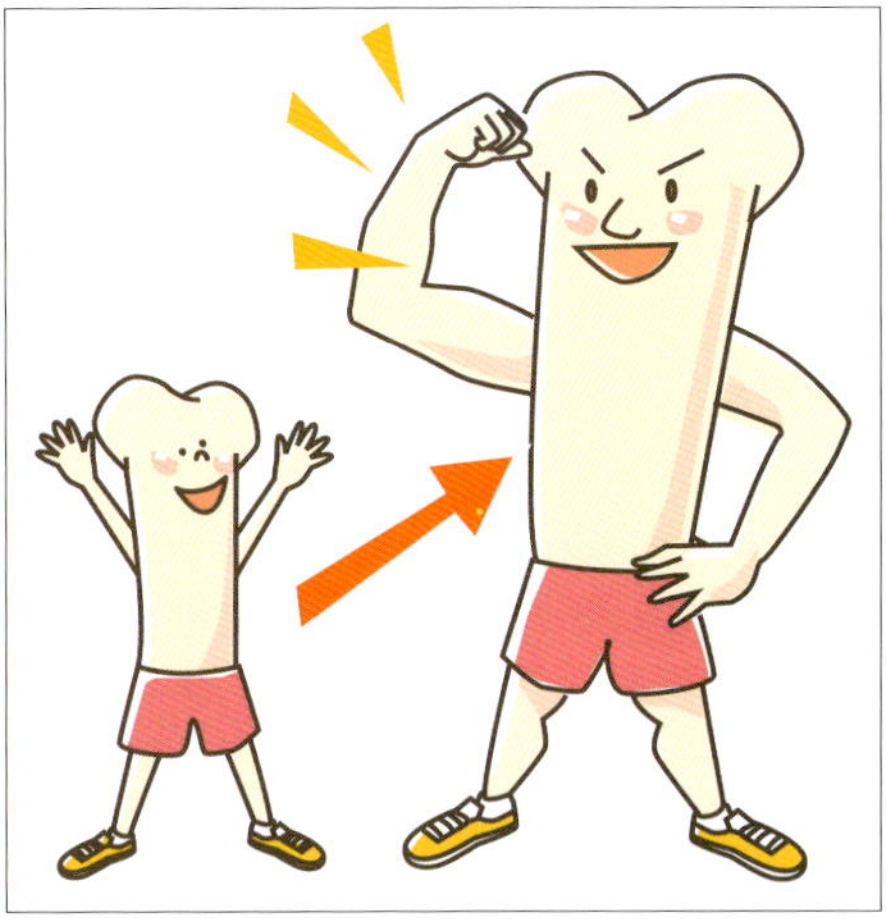

図3-20　骨のモデリング。成長に伴い骨自体が大きくなっていくこと。

まさにその点です。通説では光学顕微鏡レベルではくっ付いていて、電子顕微鏡レベルではタンパク質が介在しているとのことですが・・・。

そうじゃな。チタンと骨の境界には数十ミクロンのプロテオグリカンが存在しているのがわかっておる（図3-21）。つまり「チタンと骨は有機物を介して間接的に接触している」ということじゃな。

でも、それがインプラントの安定性にどう関係してくるのですか？

はっきり言って、関係していないのじゃ。まぁ、この辺についてはまだよくわかってないことが多くてな。

ではホネ仙人大先生、タナカ院長から教えていただいた「骨誘導」と「骨伝導」についてはどうでしょうか？

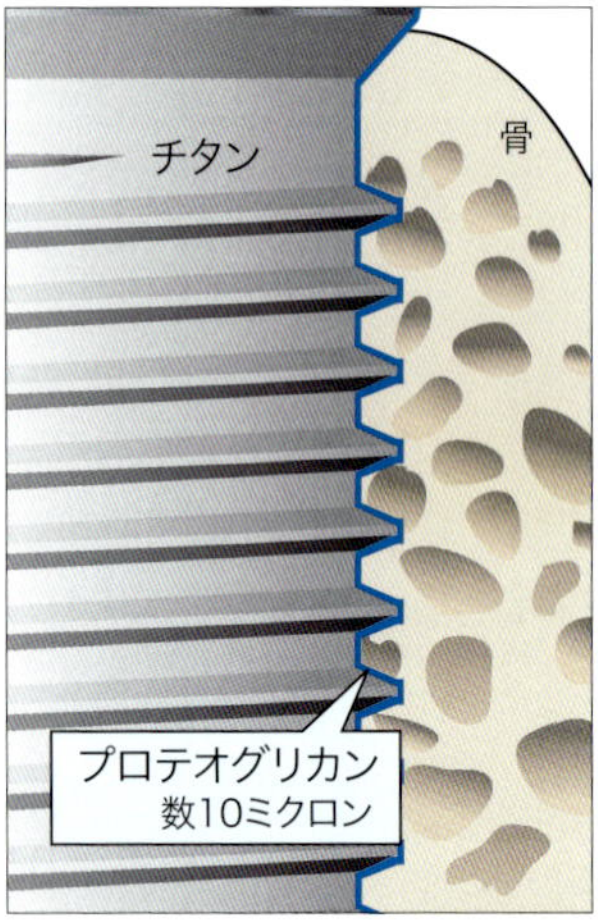

図3-21　電子顕微鏡レベルではインプラント体と骨はプロテオグリカン（糖タンパク質）という有機質を介している。

◆**プロテオグリカン**
糖タンパク質（グリコプロテイン）の一種。生体内で重要な役割を果たす。ここでは接着の働きを有している。

では、ちょうどインプラントの話題じゃから、それを例にとろうかの。インプラント体の表面に骨ができることが骨誘導（図3-22）。歯槽骨から骨が添加してきてインプラント体に届くことが骨伝導（図3-23）、と言えばわかるかの？

なるほど！　わかりやすいですね。ありがとうございます！

それよりもなぜ最近のインプラントはあんな表面をしとるのかわかるかの？

それはうちがスウェーデンにいた時に研究してたわ。簡単に言うと、チタンの表面がそこそこ粗いほうが線維芽細胞と骨芽細胞が遊走しやすい性状なんよ。

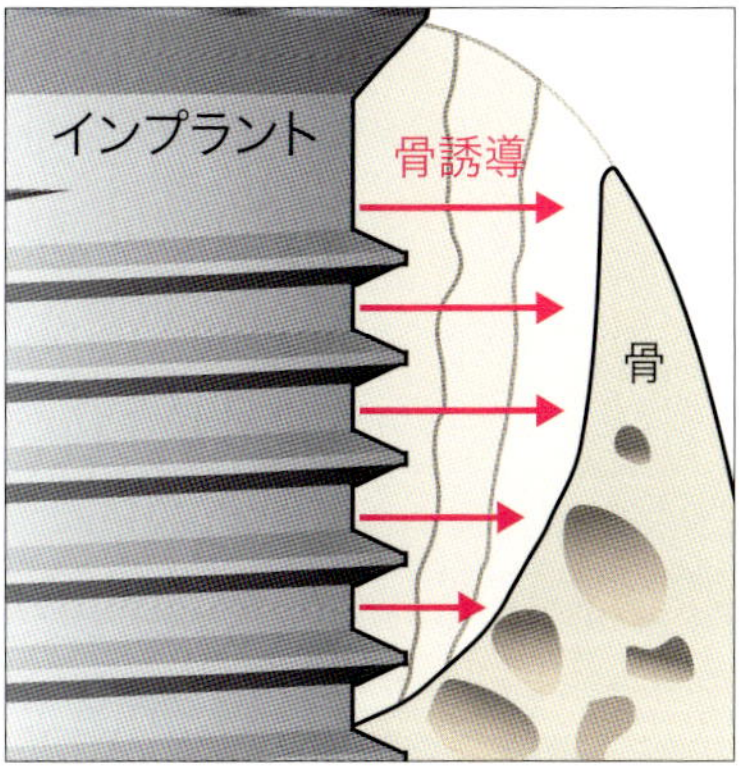

図3-22　骨誘導（Osteoinduction）によってインプラント体の表面に骨ができていく。

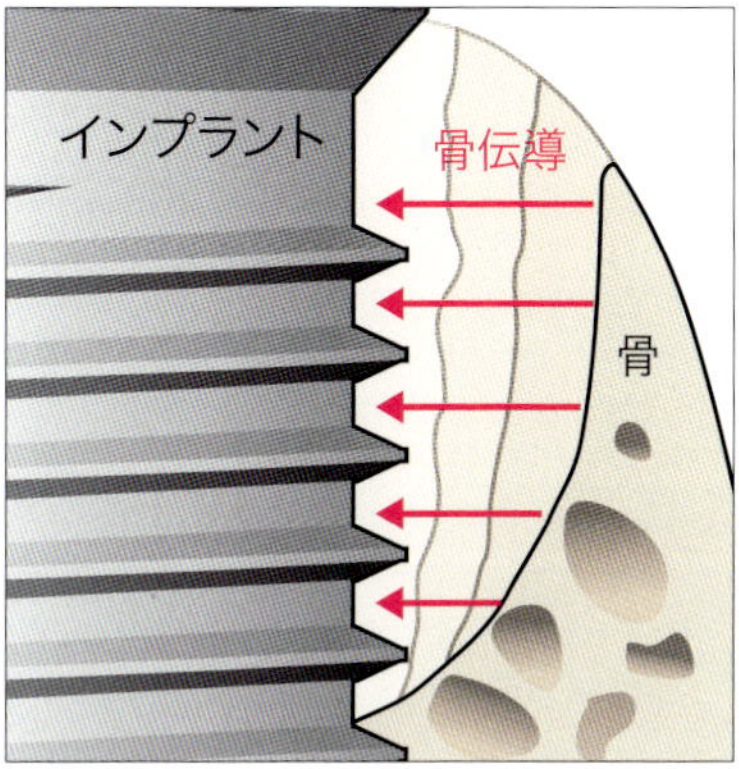

図3-23　骨伝導（Osteoconduction）によって歯槽骨からインプラント体に向かって骨が添加してきてインプラント体に届く。

◆**骨誘導**
「骨誘導能」を参照。そのものが骨形成能を持つこと。

◆**骨伝導**
「骨伝導能」を参照。骨が伸びてくる能力。

「せどん」のことだね。「せどん」はボクの弟だよ。

せどん？

線維芽細胞の「せどん」（図3-24）。

薩摩の英雄みたいだな。とりあえず、最近のインプラント体の表面がザラザラしているのは、意味があるのですね。

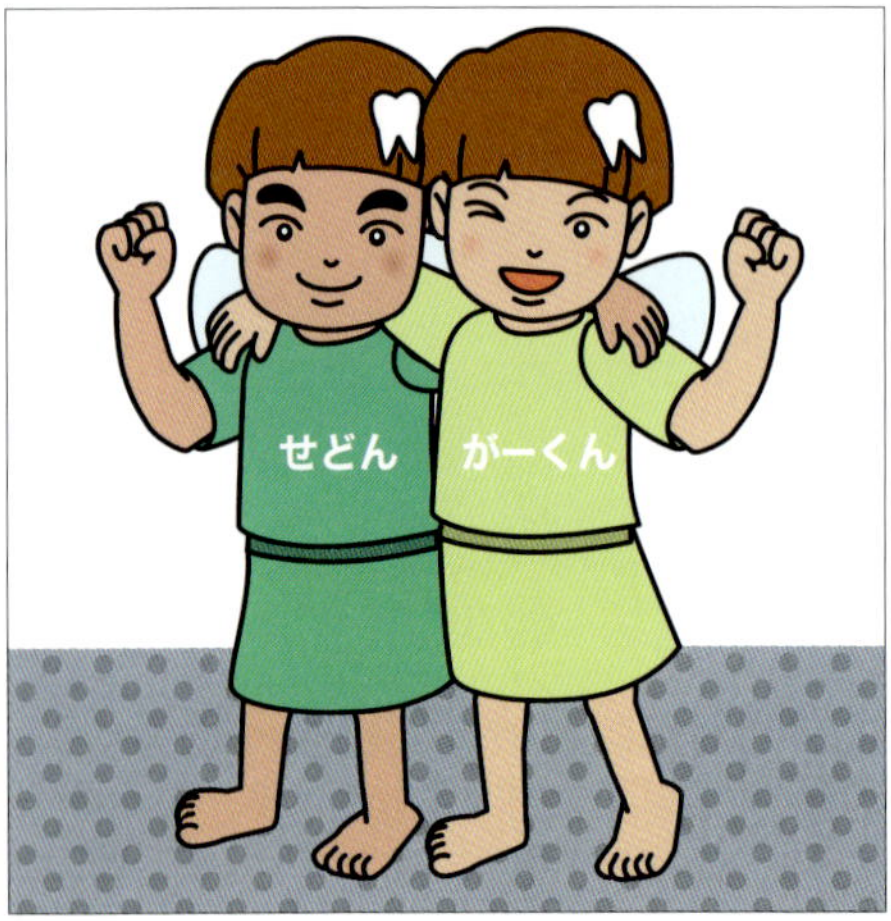

図3-24　骨芽細胞と線維芽細胞は同じ間葉系幹細胞に由来する。

◆線維芽細胞
結合組織を作る細胞。骨芽細胞と同じく間葉系幹細胞から派生する。そのため兄弟ともいえる細胞。

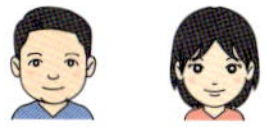

そうね。インプラント体の改良技術は目を見張るものがあるわね。それによって補綴までの移行期間が劇的に短くなったんですから。

All-on-4ですね。インプラント4本の即時荷重で全顎インプラントを行う治療法です。私は治療を行う時に力学的問題とスペアをも兼ねて上顎は6本でします。下顎は4本で十分ですし、インプラントが脱落したことはないですが、下顎に比べて骨質が悪い上顎は4本で埋入して、もし2本がダメになったら治療がやり直しになります。そこで6本だと2本まではインプラントがロスト（脱落）しても上部構造はそのまま使えますから患者の負担も減るのです。私が治療した症例（図3-25）を見てください。インプラント埋入する日にPVR（プロビジョナル・仮歯）まで入れたので患者さんからとても感謝されました。

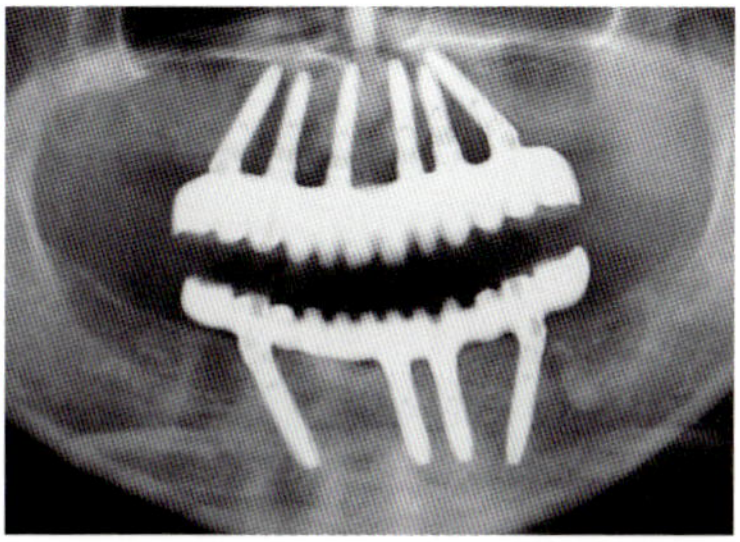

図3-25　All-on-4コンセプト。筆者は上顎6本、下顎4本を埋入して即時荷重（インプラントを埋入して、その日の内に仮歯まで入れる）を行っている。

◆All-on-4
ポルトガルのパウロ・マロが開発した術式。全顎に4本のインプラントを埋入して即時に荷重を行い、プロビジョナル（仮歯）まで作ってしまう方法。

それをAll-on-6とか呼んでる人もいるけど、6本でもAll-on-4よね。はい、ホネ仙人大先生、質問があります！

何じゃな？

埋入前にCTを撮影して診断するんですが、CT値と骨質は相関しない、というデータがあります。どういうことでしょうか？

ほほぉ！ いい質問じゃ！ 言葉使いも大変よろしい。では、がーくん！

わからないよぉ・・・。

しょうがないのぉ。おぬしらにこの公式を授けようぞ。「骨強度＝骨密度（7割）＋骨質（3割）」（図3-26）、じゃ。

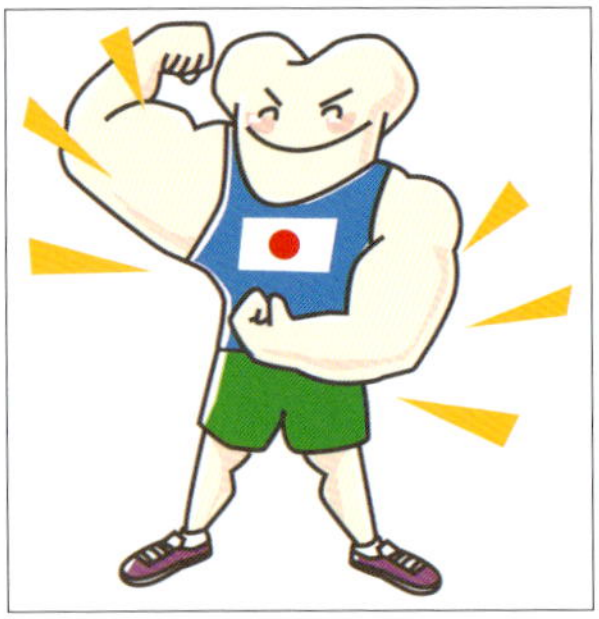

図3-26　骨強度＝骨密度（7割）＋骨質（3割）。

CT値は骨質ではなく骨密度と相関するのですよね。

そうじゃ。骨の密度なので、これはインプラントを埋入する時の初期固定に関係するんじゃ。

なるほど！　わかりやすかね。

では骨質とは？

骨質は骨の性質、すなわち材料特性ですよね。しなやかさというかたわみやすさというか（図3－27）。

そのとおりじゃ。だから骨質とCT値は関係ない、とわかったかの？

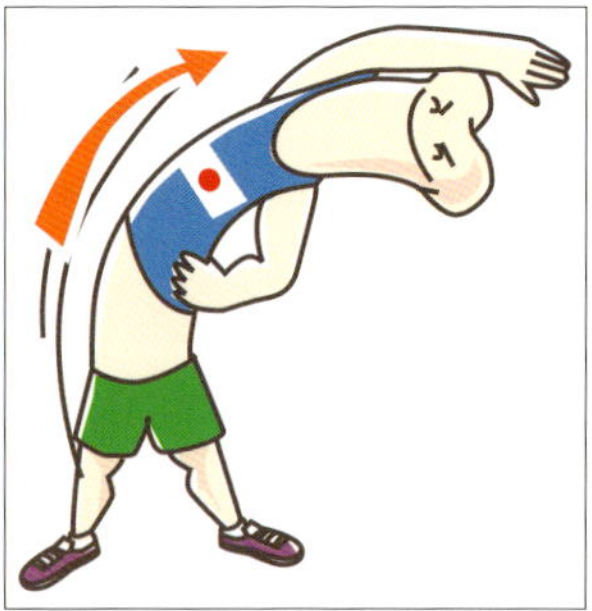

図3-27　骨質とは骨のしなやかさのことである。

わかりました！　BP製剤で骨密度を上げるんですよね？

よく気づいたのぉ。骨密度を上げることで骨折を防ぐのじゃ。その代わりに、わかるかの？　サトウよ。

骨が硬くなってしまうのですよね。新陳代謝が悪くなる。ね、はーくん。

そうだな。

インプラントの安定性について言えば、解剖学的にはどのような注意点がありますか？　はい、ウエダ先生。

え？　皮質骨と海綿骨ですか？

そうですね。この図（図3-28）を見てください。インプラントの初期固定を得るにはこのCMIコンセプトが大事です。C層、M層、I層のそれぞれの特徴と固定度を考えて埋入しましょう。これを診断するためにはCT撮影が必要になりますね。

わかりました！

おぬしらに面白いことを教えて進ぜよう。「Regional Accelerated Phenomenon」を知っておるか？

◆CMIコンセプト
歯槽骨の頂部の皮質骨であるC層、中間の海綿骨のM層、基底部の皮質骨であるI層において、それぞれのどの層でインプラントの固定を図るべきかという概念。

これは！　略してRAP（ラップ）！　「Hey！　Yo！　俺とお前はだいたい友達」ってやつですか？

絶対言うと思った。

正式には「アールエーピー」と呼ぶんじゃが、骨形成を早めるために骨を傷つけることを言うんじゃ。

骨を傷つける？

インプラントを埋入するために骨に穴を開けますよね。それによって埋入されたインプラント周囲の骨密度が増加している、ということですよね。

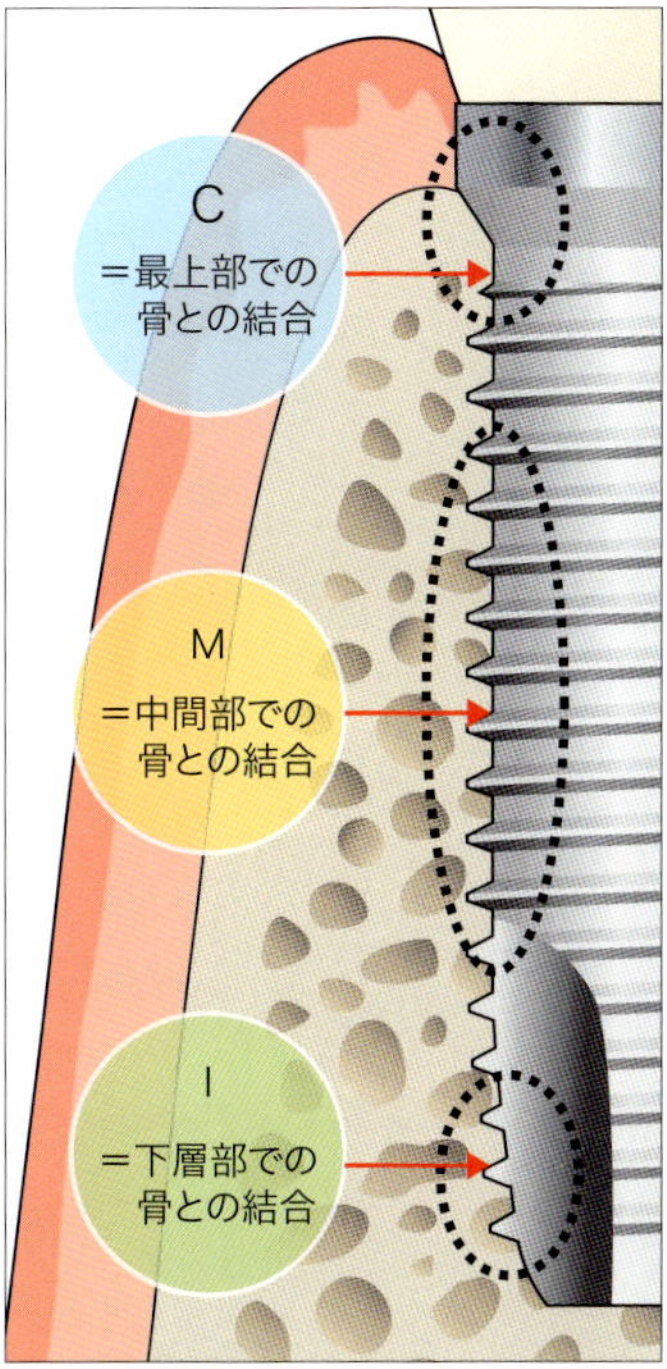

図3-28　CMIコンセプト。C層（最上部の皮質骨層）、M（中間部の海綿骨層）、I層（下層部の皮質骨層）のそれぞれどこでインプラントの固定を図るかを考慮すること（Young-Ku Heo Richard Leesungbok, Jung-Chul Park, et al. Minimally Invasive Sinus Surgery：New Implant Treatment Protocols for the Pasterior Maxilla Well Publishing inc：2017. より引用改変）。

◆Regional Accelerated Phenomenon（RAP）
局所の促進現象。骨に外傷を加えるとその部分の治癒が早まること。1983年にFrostが提唱したとされているが、それ以前にKokarら（1965）によって認識されていた。

そうじゃ。今までの話をまとめるとこの現象には・・・。

がーくんとはーくんが関係しているということですね！

よーわかったね。ＧＢＲの時に皮質骨に意図的に穴を開けるのもＲＡＰを起こすためよ。

おぬしら、なかなかよく勉強しておる。ついでに言うとな、矯正治療を早めるためにもＲＡＰを利用しておる臨床家もおるんじゃ。

コルチコトミーですよね。

こるちことみー？　何ですか、それは？

矯正中の患者の皮質骨に切れ目を入れて歯の移動を早める方法たい。動的治療が半分の期間で終わるとよ。

は、半分？　ＲＡＰで「ハーフ！　Ｈｅｙ！　Ｙｏ！」ですね。

微妙。欧米では結構やられているのですよね、院長。

そうですね。矯正治療を早めるコルチコトミーはメジャーな治療法になりつつありますね。ところでホネ仙人大先生、私もちょっとよくわからないことがありまして。

◆**コルチコトミー(Corticotomy)**
皮質骨を切除する、という意味だが、歯槽部中間の皮質骨を切除することで矯正の移動が早まる術式。

⑤ヒーリング・アダプテーション理論

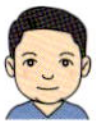

インプラント初期の脱落は外科的な要因であり、オッセオインテグレーション獲得後しばらくして補綴も終わってからの脱落は補綴学的要因といわれていますが、インプラント治療後に何もトラブルがない症例でも10年以上経ってから骨吸収が起こってくるケースがごく稀にあるのです。ご説明できますか？

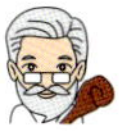

なかなか難しい問題じゃの。ヒーリング・アダプテーション理論を知っておるかな？

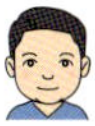

ヒーリング・アダプテーション理論？　存じ上げませんね。

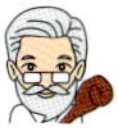

まだよくわかっていないこれからの理論なんじゃが、インプラント治療後の経過にはインプラント埋入時の外科的侵襲から回復するヒーリング期とオッセオインテグレーション獲得後にインプラント体が生体に適応する期間、すなわちアダプテーション期があるのじゃが、これらの期間中、宿主の骨質、喫煙歴などの環境、補綴後の力学的要因などが相まってインプラント治療後相当期間経過してから骨にトラブルが起こってくるという理論なんじゃよ。

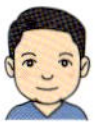

ヒーリング期とアダプテーション期ですか、わかりやすいですね。

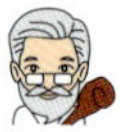

つまり何を言いたいのかというとじゃな、骨は剛体であり弾性体であり力学的な考慮が必要でかつ、がーくん（骨芽細胞）とはーくん（破骨細胞）が織りなす生物学的な要素もある非常に複雑なモノであるということじゃ。それであるがゆえに歯周病、そしてインプラント治療の対象である骨についてはとてつもない量の勉強が必要である、ということじゃ。しかも困ったことにまだ判明していないコトが山ほどある。世界中の人間がこの未知なる物質「骨」についてさらなる研究を続けているということじゃ。おや、もうこんな時間、晩ご飯の時間じゃ、はーくん、がーくん、ゆくぞ、タナカ院長、サトウ、ウエダよ、さらばじゃ！

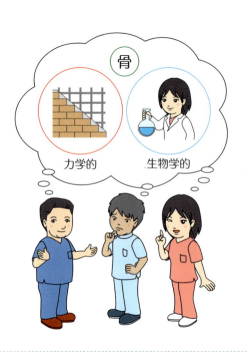

ヒーリング・アダプテーション理論ですか、最後に大きな課題を残されていきましたね。

後日、サトウ先生によるヤマダさんへのインプラントの最終補綴が完了したようです。

サトウ先生、ヤマダさんの治療はどうなりましたか？

はい、このように最終補綴まで終わりました。このエックス線写真（図3-29）を見てください。インプラント周囲には十分な骨の再生が確認できま

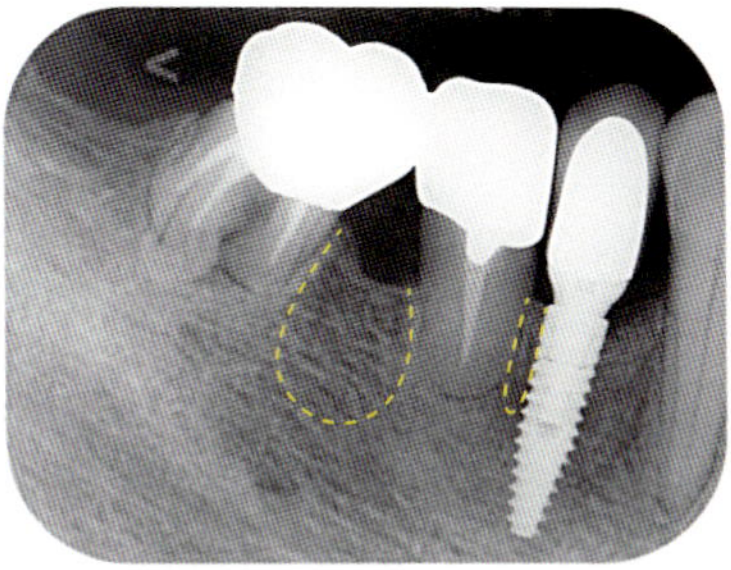

図3-29　歯周治療とインプラント治療完了後のエックス線画像。インプラント周囲の骨と第二小臼歯近心部、遠心部の骨の高さが回復している。

したし、下顎右側第二小臼歯遠心の骨も回復しました。ヤマダさんは「よく噛める」とおしゃってます。

サトウ先生にしてはよくできたとね。

本当にそうですね。

院長まで・・・。それはないですよ。

さて、ウエダ先生、サトウ先生、われわれは顎顔面口腔領域の皮膚・粘膜という軟組織と歯という硬組織を臨床・研究の対象としています。そこでこれらの組織だけに目を向けがちですが、それらを裏で支えている「骨」というものは実はわれわれ歯科医師にとって非常に重要な組織であることがわかったでしょうか？

ボクはもともと骨には興味があったのですが、もっと勉強しようと思います。

うちは留学中にさんざんその研究してきたんで、もういいかなと思っていましたが、まだまだ知らないことがありました。

そうですね。知らないことが山ほどあるのですから、一緒に勉強していきましょう。

そういえば、ずっと気になっていたのですが、初めから院長にはホネ仙人やがーくん、はーくんが見えていたのはなぜですか？

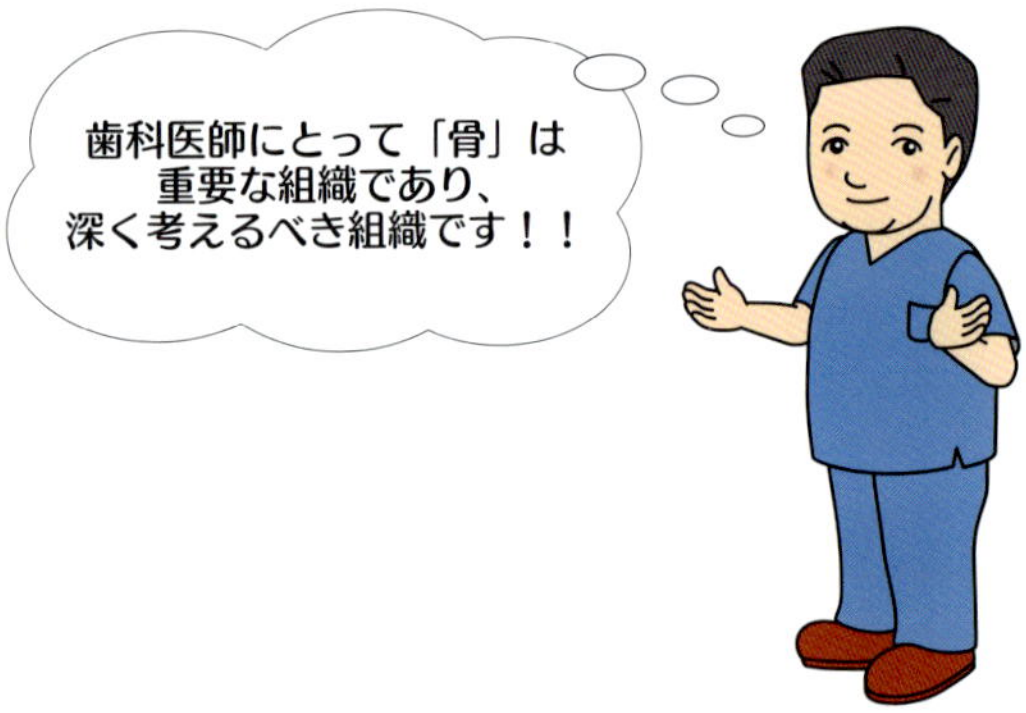
歯科医師にとって「骨」は
重要な組織であり、
深く考えるべき組織です！！

ん？　それは簡単な理由ですよ。ホネ仙人は私のご先祖様なのですよ。基礎医学の大家で某帝国大学の総長もされていたそうです。ね、ご先祖様。

そうじゃ。わしの教えを受けたからにはおぬしら全員わしの弟子じゃ。今後もよく勉強するんじゃぞ！

はい！　ホネ仙人大先生！

そう、その調子じゃ！

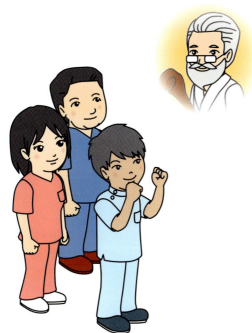

ホネ仙人のコラム2　MRONJの予防法は？

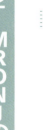

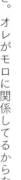

ホネ仙人大先生、ビスフォスフォネート顎骨壊死いわゆるBRONJ（ブロンジェ）について教えてください。

ほぉ、勉強かえ。感心じゃ。今では顎骨壊死を起こすのはBP製剤だけじゃなくての。いろんな薬で惹起されるから薬剤関連性顎骨壊死でMRONJ（ムロンジェ）と言われておるの。

ちょっと前だとARONJ（エーロンジェ、アロンジェ）と呼んでたな。

そうじゃな。

はーくん、よく知ってるね。

そりゃそうさ。オレがモロに関係してるからな。

そうなんだ。じゃ、はーくんに聞こうかな。なんで骨が壊死するの？

それはな・・・えっと・・・。はい、ホネ仙人大先生、答えを！

◆**BRONJ**
Bisphosphonate Related Osteo-Necrosis of Jawの略。ビスフォスフォネート関連顎骨壊死。

◆**MRONJ**
Medication Related Osteo-Necrosis of Jawの略。薬剤関連性顎骨壊死。

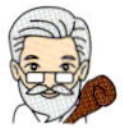
おぬしはまったく・・・。はーくんが関係していることは確かじゃ。そうじゃな、まずはBP製剤から説明するかの。ビスフォスフォネートは骨に沈着するのは知っておるか？

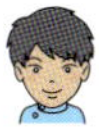
はい。確か半減期が長いんですよね。

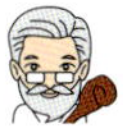
そうじゃ。薬剤によって多少バラツキはあるが、数年から10年近くの半減期じゃな。

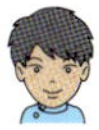
だから休薬するんですよね。

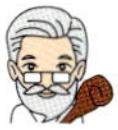
そうなんじゃが、近年の議論では休薬は必要ないとかいろいろ言われておる。そのBP製剤なんじゃが、はーくん（破骨細胞）が骨吸収を始めるとその部分はどうなる？

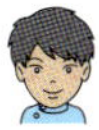
確か・・・プロトン（水素イオン・H^+）と塩化物イオン（Cl^-）の作用で骨が溶けるんですよね（第2章・図2-7参照）。

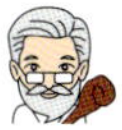
pHはどうなるんじゃ？

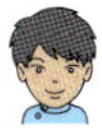
酸性になるので、下がりますね。

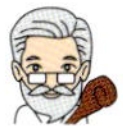
そうじゃ。pHが低下するとな、BP製剤は骨からはーくんに取り込まれてしまうんじゃ。

◆ARONJ
Anti-resorptive agents Related Osteo-Necrosis of Jawの略。骨吸収抑制薬関連顎骨壊死。

◆半減期
この場合、薬剤の成分が生体内で半分になるまでの期間を指す。

ホント、それが気持ち悪くてな！

はーくんに取り込まれたBP製剤は骨を溶かすために出す足（波状縁）を出しにくくしたり、プロトン（水素イオン・H^+）の形成を阻害したりするんじゃ。

はーくん自体の動きをじゃまするんですね。

やになっちゃう！

そうすることで、はーくんが死んでしまうわけじゃ。

ヒドイだろ？

一方、骨吸収阻害薬として脚光を浴びたデノスマブのほうじゃが、こちらは、がーくんにも関係してくる。RANK-RANKLについてはもうわかっておるな。

はい。鍵と鍵穴、でしたね。

正解！

デノスマブは、がーくんが出す鍵にくっ付いて、はーくんの鍵穴に鍵が入れなくしてしまうのじゃ。

◆**波状縁**
破骨細胞から出ている足のような部分。図Bに示したはーくんが持っているクラゲの足のようなもの。

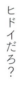

え？　となると？

そう。はーくん自体が産まれないわけじゃな。

な、ヒドイだろ？

う・・・ん、そうだね。

ビスフォスフォネートとデノスマブの違いを図にするとこうじゃな（図B）。

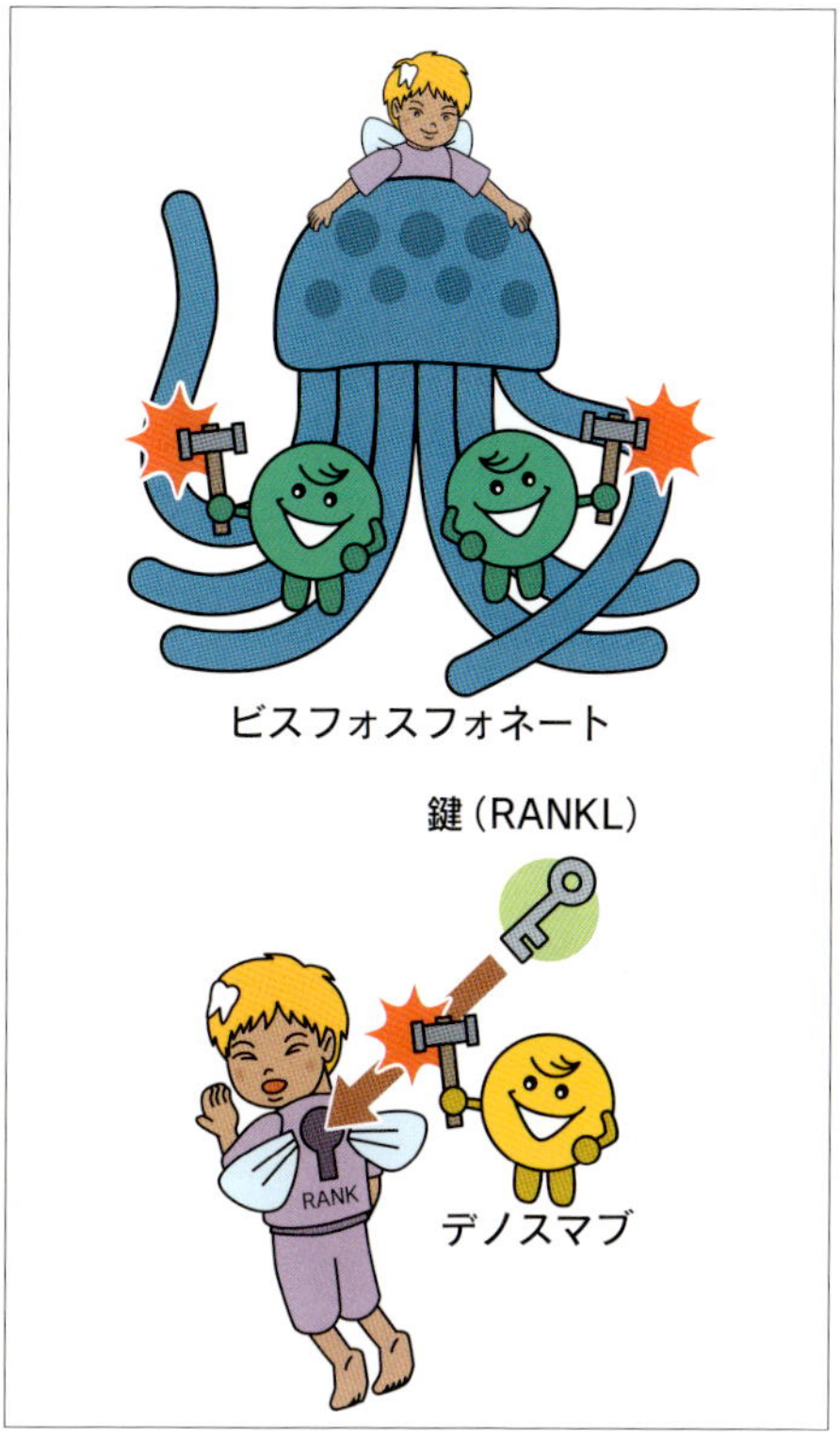

図B　ビスフォスフォネートとデノスマブが破骨細胞に与える影響。

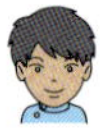

違いはわかりましたが、ではホネ仙人大先生、MRONJを発症する患者と発症しない患者の違いというのは何かあるんですか？

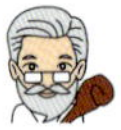

それに関連した論文（注8）があるんじゃ。埋伏智歯の部分のCT値と組織の研究なんじゃが、高齢になってくると骨の細胞数が減ってくる。皮質骨の骨細胞数は少ないので、海綿骨が骨硬化して慢性の硬化性骨髄炎みたいな状態になっているのではないかと指摘しておる。これを論文の著者らは「無症候性の骨髄炎」の状態と呼んでおるんじゃ。そしてここからが興味深いんじゃが、高齢者の30％以上でこれが起こっておってな、MRONJはこの状態から起こると、わしは思っておるんじゃよ。

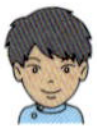

なるほど！　興味深いご意見ですね。

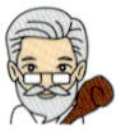

こう考えれば、高齢者ほどMRONJ患者が多いのも納得できるもんじゃよ。

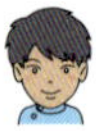

そうですね。じゃあホネ仙人大先生。MRONJに罹患しないようにするにはどうすればいいですか？

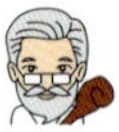

難しい質問じゃ。と言うのもまだ確固たる予防法が確立されておらんでな。さっきも言うたように慢性の硬化性骨髄炎の状態が関係してると思うんじゃが、炎症を起こすには何が必要かな？

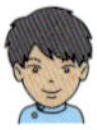

炎症？　感染ですか？　そうだ、細菌だ！

注8：Miyamoto I. Potential risk of asymptomatic osteomyelitis around mandibular third molar tooth for aged people：a computed tomography and histopathologic study. Plos One. 2013；8（9）：e73897.

115　MRONJの予防法は？

そうじゃ。細菌の感染が引き金じゃな。

と言うことは、やっぱり歯周病の治療が大切ということ？

そうじゃ。感染を起こす口腔内の細菌の数を減らすことが重要じゃな。徹底した口腔清掃が必須と言うことじゃ。これでMRONJについてわかったかな？

はい！

MRONJの予防は歯周病の治療だった！

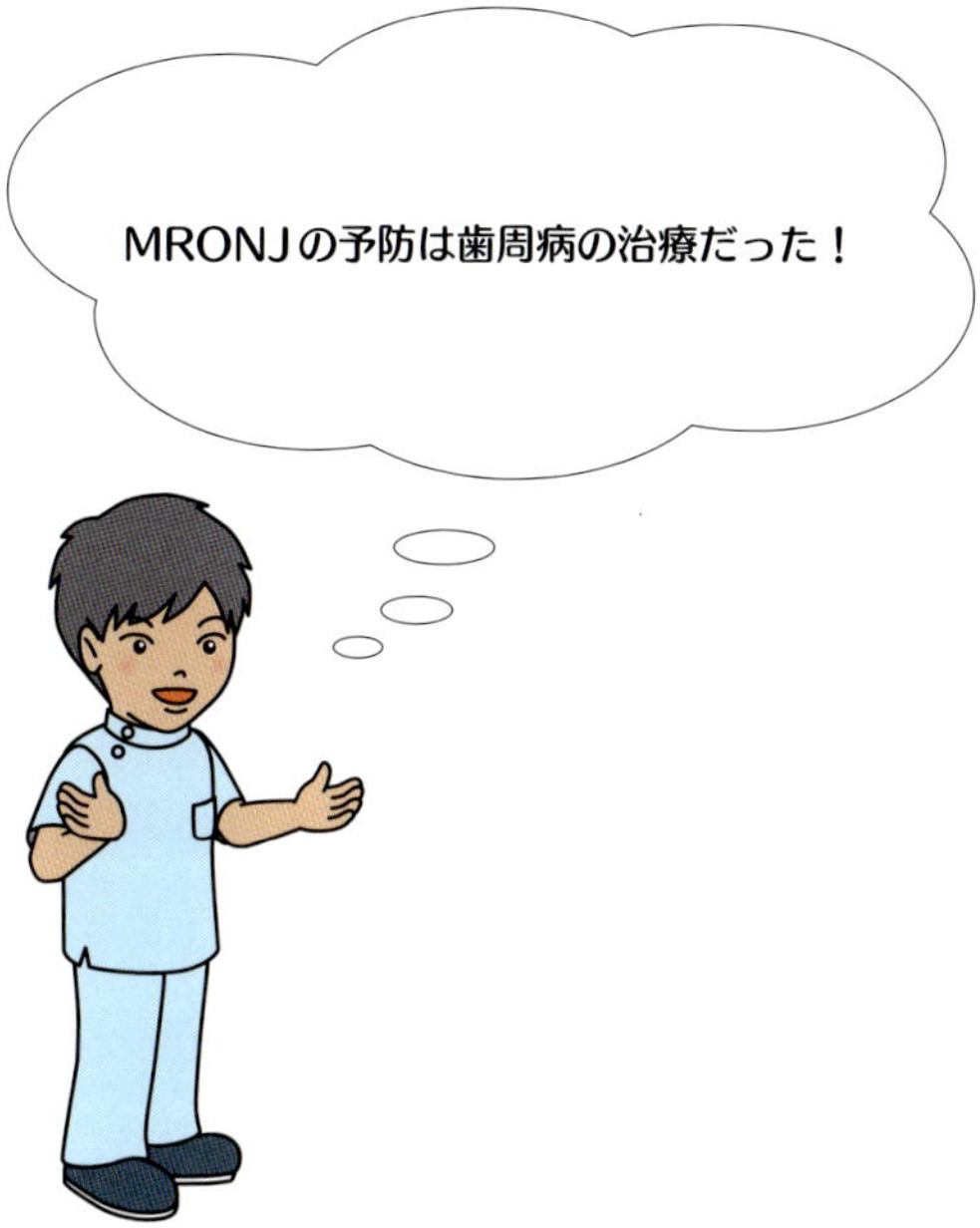

◆**無症候性の骨髄炎**
炎症の症状は認められないが、骨が慢性的に硬化している状態。

おわりに

筆者が母校の口腔外科に在籍していた時の恩師である朝比奈 泉教授（長崎大学大学院医歯薬学総合研究科顎口腔再生外科学分野）が骨再生を専門とされていた関係で退局後も骨代謝には非常に興味がありました。そのことをご存知の水上哲也先生（医療法人水上歯科クリニック院長）からDaniel Buser先生編集の「インプラント歯科における骨再生誘導法の20年 第2版」という書籍の翻訳作業のお誘いをいただき、微力ながらお手伝いさせていただきました。

任されたのは骨再生の基礎的な解説を述べた章の翻訳でしたが、この書籍の発刊後、編集を担当された方との会話の中で、筆者の「この本の難しい基礎の章をわかりやすく解説した本を出せたらいいかもしれませんね」の一言が本書のはじまりです。さっそく打ち合わせを行い、内容が決まり、さあ執筆、となったところで元来の遅筆《ちひつ》のせいで原稿執筆はまったく進みませんでしたが、クインテッセンス出版株式会社の皆様の多大なる励ましもあって、やっと今年になり発刊となった次第です。

さて本書ですが、執筆に際し歯科医師だけではなく、コ・デンタルスタッフにもわかりやすく「骨代謝」の解説を行うためには自分自身の理解を相当深めないといけないと考え、膨大な書籍、論文を読破しました。そして、その結果を自分の頭の中でわかりやすくまとめようとするうちに骨芽細胞、破骨細胞の擬人化が思い浮かんだという話は冒頭の「はじめに」の中で述べたとおりです。確かに執筆は苦労しましたが、ホネ仙人をはじめ、がーくん、はーくんなどのキャラクター設定が決まると彼らの台詞が自然と出てきました。とくにデコルチケーションなど実際の治療の中で行われている手技を解説する場合、「なぜこのようなことをしなければならないのか」という理由を2人の妖精に解説させるなど工夫も凝らしました。

ただ、その内容は実際の臨床の場で生かされないといけませんので、あまりにファンタジーな世界にならないように留意しています。そのうえでブローネマルク先生やリンデ先生などのレジェンドにも触れ、リアルとフィクションが織り成す不思議な世界を舞台に「楽しく学んで、しっかり理解する」といった本書の目的が達成できたと思います。

執筆が終了した時点でビッグニュースが飛び込んで来ました。骨代謝のポイントはＲＡＮＫＬから破骨細胞にあるＲＡＮＫへのシグナル入力にあるとされてきましたが、破骨細胞のＲＡＮＫがリガンドで骨芽細胞のＲＡＮＫＬが受容体として機能する経路、すなわち逆向きの骨代謝経路があることを２０１８年９月に東京大学のチームがＮａｔｕｒｅ誌に発表しました。本書では詳しく述べませんでしたが、今後この経路で創薬研究に結びつくことは確実でしょう。このことは筆者に骨再生の分野が奥深いことをあらためて感じさせてくれました。

筆者にとって、読者である先生方が行う実際のディスカションの中でがーくん、はーくん、そしてホネ仙人たちが活躍していただければ幸甚というものです。最後になりましたが、本書発刊にあたり、ご指導いただいた朝比奈 泉教授、粘り強く原稿を待っていただいたクインテッセンス出版株式会社の北峯康充社長と第２書籍編集部の大塚康臣氏、そして家庭を留守にしがちな筆者をつねに陰から支え、協力してくれる妻と長男に深謝します。

２０１９年４月

柴原清隆

著者略歴

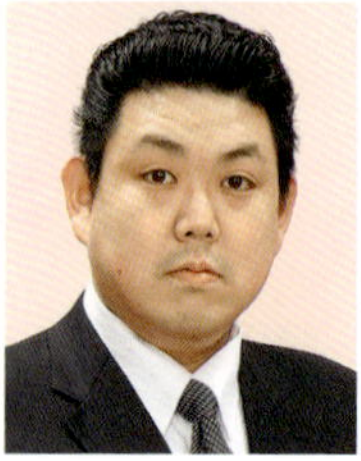

柴原 清隆（しばはら きよたか）

2000年　長崎大学歯学部卒業
2000年　佐賀大学口腔外科研修医
2006年　長崎大学大学院医歯薬学総合研究科修了
2006年　長崎大学大学院医歯薬学総合研究科顎口腔再生外科学分野助教
2009年　医療法人立山勤務（歯科）
2009年　花等歯科医院副院長
2014年　柴原歯科医院院長
　　　　太宰府インプラント研究所所長

現在に至る

●主な所属学会
日本口腔インプラント学会、日本顎顔面インプラント学会、日本口腔外科学会、日本顕微鏡歯科学会、日本口腔診断学会、European Association for Osseointegration (EAO)、Academy of Osseointegration (AO)

●主な著書・論文
- インプラント歯科における骨再生誘導法の20年第2版（共訳・クインテッセンス出版, 2012）
- 口腔外科におけるマイクロスコープの臨床応用について（別冊the Quintessenceマイクロデンティストリー YEARBOOK 2018）
- 新型マイクロスコープ「EXTARO」で外科を低侵襲化しよう！（別冊the Quintessence マイクロデンティストリーYEARBOOK 2019）

クインテッセンス出版の書籍・雑誌は、歯学書専用通販サイト『**歯学書.COM**』にてご購入いただけます。

PCからのアクセスは…
歯学書 検索

携帯電話からのアクセスは…
QRコードからモバイルサイトへ

QUINTESSENCE PUBLISHING 日本

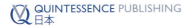

骨再生に強くなる本

2019年6月10日　第1版第1刷発行

著　　者　柴原清隆（しばはらきよたか）

発 行 人　北峯康充

発 行 所　クインテッセンス出版株式会社
　　　　　東京都文京区本郷3丁目2番6号　〒113-0033
　　　　　クイントハウスビル　電話(03)5842-2270(代表)
　　　　　　　　　　　　　　　　(03)5842-2272(営業部)
　　　　　　　　　　　　　　　　(03)5842-2279(編集部)
　　　　　web page address　https://www.quint-j.co.jp/

印刷・製本　サン美術印刷株式会社

©2019　クインテッセンス出版株式会社　　　　禁無断転載・複写
Printed in Japan　　　　　　　　　　　　　　落丁本・乱丁本はお取り替えします
ISBN978-4-7812-0687-5　C3047　　　　　　　　定価はカバーに表示してあります